顧好牙齒
讓孩子不生病

從小練好咀嚼

鼻子挺、臉型美、腸胃好、過敏OUT

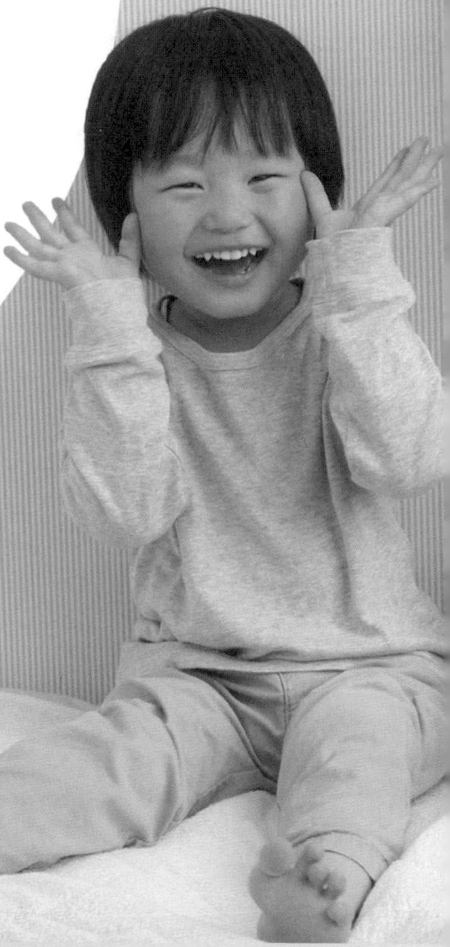

作者——趙哲暘

推薦序——

只要用心，讓身體健康可以不用花大錢

很訝異，我這麼快又要幫哲暘寫第二篇序，回想幾十年前在陽明牙醫系的他，並不覺得這位學弟特別聰明，但是他對學習與服務都相當熱忱、積極、勤奮，也樂於分享，這樣的精神令人印象深刻，說白話一點，有時候會讓人覺得他憨直，因為很少人會像他這樣，也許真的吃虧就是占便宜吧！所以在同學與老師間皆獲得好人緣。我很高興看到他這麼多年來，依然保持著求學時的精神，不只在臨床各科不斷地學習與琢磨，還充分發揮研究精神，從各個角度去思考牙齒、口腔、呼吸、疾病與健康之間的關係，並且樂於將他研究的心得發表與分享。

任何一位研究者都不敢說自己的研究結果，在深度、廣度甚至正確度上都達到百分之百，但是就專業上看這本書的內容，我願意給他A⁺，因為有很多地方是鑽研某一領域的人，容易忽略的，所以哲暘這本書可以給牙科相關人員增加看診的廣度，因為牙醫師一般給人的刻板印象就是治療牙齒疾病，但是隨著現代人的飲食、壓力、習慣和各種汙染（化學添加物、重金屬……），的確讓我們在治療的同時，常常覺得有些沮喪，明明治療很完美，為什麼復元的情況就是不好，或者一再復發。牙醫師不應該只是一個高級維修工，我相信他書中提到的許多觀點，很多都是很重要卻被我們忽略的，如果可以引起更多牙醫師重視，也一起關心和研究相關問題，讓臨床的證據更多，甚至發現更多未被發現的，即便只是一些修正的意見，都大有貢獻。

這本書主要是給一般社會大眾看的書，讓民眾有正確的觀念，畢竟醫師能做的有限，很多是民眾自己必須努力的，這樣才能有效地消除疾病、促進健康。而民眾需要知道什麼呢？如果只是治療方式，就算再怎麼懂，也沒辦法自己治療，雖然需要了解，但畢竟那是醫師要處理的事，因此民眾更需要知道造成疾病或不健康的因果關係，然後和醫師做最佳的配合，及早預防；而已經發生的，在治療後如何保養、維護，防止惡化或復發。

只要用心，健康其實是可以不用花大錢的。所以這本書不只一般人適合閱讀，父母更需要了解，因為讓孩子健康快樂地長大是每個父母的心願。我以一位陽明大學學長的身分，鄭重向各位推薦這位用心的學弟出的好書。

祝福每位讀者　闔家健康

陽明大學牙醫學院院長　李士元

推薦序——

關心患者整體健康的牙醫師

身為教會的牧師，我們常被美譽為「心靈的醫師」，我常開玩笑說自己比較多時間是扮演「服務臺的志工」。因為許多會友或是認識的人，常跟我詢問各式各樣的問題。其中，「我這毛病要看哪一科？看哪一位醫師？」是經常被問到的問題。這幾年來，我介紹去看趙醫師的病友，幾乎每一位都會來向我致謝，對趙醫師的醫術和醫德都讚譽有加，所以我說趙醫師是一位真正的良醫。

趙醫師有一位賢淑幹練的好妻子張瑋庭女士，我透過她與趙醫師認識，並且常有機會天南地北地聊。每次聊天，我都會學習到好多東西，也很容易感受到他認真求新知的精神，還有視病如親的古道心腸。他之所以認真學習，就是因為他關心每一位病友，希望大家都可以更健康。

趙醫師在他的專業領域下過苦功，所以專業能力不在話下；更可貴的是他從身為牙醫師的角色，跨領域涉獵醫學各科相關知識，融會貫通。當他在看牙齒時，視野不只侷限在牙齒，他關心病友的整體健康，這是一般醫師不容易做到的。從他寫的書，讀者可以深切體認到他的用心。我覺得趙醫師好像一座寶庫，裡面蘊藏了好多寶貝，但他一點都不藏私，樂意分享，而且用容易懂的文字，把許多專業領域的素材，變成人人可接受、可明白的專文，這是相當難能可貴的貢獻。

趙醫師第一本書相當暢銷，我喜歡趙醫師的書，希望他能繼續寫，貢獻上帝給他的智慧，幫助更多讀者，所以寫序推薦這本書！

貴格會板城教會主任牧師　何有義

推薦序——

好書寄有緣

哲暘是我牙齒的守護神，每當我認為牙齒出了「不得了」的問題時，總是可以輕易地經由他的妙手解決。治療過程中，聽他娓娓道來牙病的來龍去脈，我總是感受到他的獨特，不僅能解人疾苦，且能做人生的導航，與他認識就是福氣。因此收到哲暘第二本大作原稿時，我迫不及待地翻閱，心中充滿了興奮與讚嘆，腦海中浮起了一句話「上醫治未病」，這就是他的寫照。

大家都知道預防疾病比治療容易得多，效果也更好。但現今醫者多半被眾多病患的問題纏縛得應接不暇，陶醉於興旺業務與酬勞的大有人在；鮮有人願意且能夠跳出窠臼去尋找問題的根源，冀望消弭問題產生。這種吃力不討好的工作需要無比的智慧和勇氣。努力的目的是希望人人健康，也就是病患減少。哲暘就是這種脫俗的人，一片慈悲博愛的情懷，再加上其敏銳的觀察力、追根究柢的治學態度，清楚地理出一條健康路，告訴大家幼兒的牙齒發育攸關其一生的健康及人生展現。本書對觀念、習慣的養成，問題的發現及對治的方法，皆以深入淺出的方式闡釋得十分清楚。

這是一本可以改變及影響人一生的好書，有護幼、強身、固家及強國的效用。我有榮幸極力推薦，願本書能廣布到所有有心、有緣人的手上。

臺北振興醫院　骨科部主任

敖曼冠

推薦序——

多咀嚼一下，增一分健康

很多父母可能不知道，當你一口一口餵心愛的寶貝吃東西時，你所選擇的食物內容及孩子的咀嚼程度，會影響他將來牙齒是否整齊、臉型能否端正，甚或是智力發展和健康狀況。或許我們從來沒有想過，「咀嚼食物」這麼簡單、自然的動作，竟如此重要，它不但能促進寶寶的口腔發育，更可藉由這種方式適度訓練嘴部周圍的肌肉，以此來刺激相關的神經系統，進而活化身體各種機能。

過多精緻的加工食品，使得我們不再需要細嚼慢嚥，也品嘗不到食物的真正味道與實質口感，漸漸的，這一代喜歡速食的年輕人也成為父母，卻把不良的飲食習慣繼續「傳承」，讓他們的孩子也陷在流質、鬆軟、無須費力咀嚼的食物循環中，愈來愈多的疑難雜症就此肇因，這警惕著現代人若不及時改正，幫自己和小朋友培養正確的咀嚼觀念，就只能看著層出不窮的疾病一點一滴侵蝕健康，而無法有效預防。

請帶著你的孩子慢慢吃、細細嚼，均衡飲食，充分體會食物的真，才能收穫生活的好。趙醫師在書中清楚說明咀嚼的重要性，並輔以豐富的插圖與照片，來提醒大家：「口腔的健康就是一輩子的健康，更需要從小做起。」欣見這本實用的好書出版，同時也幫這位陽明大學畢業的傑出校友加油打氣，故為序推薦之。

陽明大學醫學院藥理教授　臺北市議員　**潘懷宗**博士

自序——

祝福每個孩子

我雖然出生在物資貧乏的花蓮，但因為父親是醫師，所以我吃好、穿好，生活優渥，父母甚至為了家中四個孩子的教育，在我一歲多的時候，毅然決然從花蓮搬到臺北定居。於是在花蓮長大的哥哥、姊姊沒有喝到的牛奶，我從襁褓喝到大；哥哥、姊姊沒吃到的麵包，我從會走路就開始吃；哥哥、姊姊沒吃到的蛋糕，我更是一塊接一塊……

我過早食用精緻飲食而缺乏大量咀嚼，再加上當時沒有慢性食物過敏原的概念，外表令人欽羨的我，其實問題一大堆，除了鼻子總是不通、體弱多病、蛀牙多、牙齒暴之外，任何時下流行的XX型感冒，絕對有我的份，因為長年鼻塞用嘴巴呼吸，讓我看起來總是病懨懨。陪媽媽到市場，菜販總稱讚我很乖，其實從身體的角度來說，我是沒有體力作怪。小時候總是懷疑自己的鼻子，真的能用來呼吸嗎？

回想自己從小如何被呵護長大，以優生學來說，父親是醫師、母親資質也不差，為什麼我的腦袋就是不靈光？不只上課打瞌睡，還口齒不清，連老師們都覺得奇怪。之前回國小母校演講，大家聽到我說：「以前念國小時都是前三名。」沒人有反應，但是聽到我補充：「是從後面數過來。」全場哄堂大笑，沒錯，我真的一路都是倒數前三名。之後能逐漸蛻變，除了感謝一路上細心教導的老師之外，父親堅持給我一個快樂的童年，或許是讓我可以持續學習的重要關鍵吧！

由於自己從小身體不好，所以我很能體會小朋友鼻子不通的痛苦，和學業成績不佳的心情及處境。身為一位牙醫師，我特別注意患者的健康問題，為了讓自己可以從更多面向去找出問題真正的源頭及確實有效的解決辦法，多年來我不斷學習各種課程，諸如，營養醫學、自然醫學、遠絡醫學、能量醫學等，並充分發揮科學家的精神，在臨床上不斷驗證、歸納、累積。

我終於找出重要的關鍵——大家熟知的「病從口入」。這裡的「口」不只是牙齒的問題，而是骨牌效應，連帶影響咀嚼、發音、吞嚥、甚至呼吸等。

現代社會由於少子化，每位父母都希望給孩子最好的，但是最好還得搭配「對」的方法。我分享多年來的研究及觀察心得，就是希望父母別落入「愛之適足以害之」的情況，以期從小培養孩子豐沛的生命力。

這本書除了要獻給全天下的父母，也要獻給我在天上的父母，謝謝他們，才有今天的我，也謝謝和我一樣鼻過敏嚴重的女兒，充當爸爸每一次試驗的第一個受試者。

祝福每個孩子都能健康快樂的成長！

趙哲暘

目錄

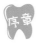

Chapter 1

咀嚼影響孩子一輩子健康

Chapter 2

再談咀嚼——病從口入！咀嚼不良引發的後遺症

Chapter 3

萬病之源——口呼吸，您的小寶貝順利呼吸嗎？

Chapter 4

顎骨發育異常的併發症

Chapter 5

牙齒不整齊怎麼辦？

Chapter 6

照顧寶寶牙齒的方式

序章

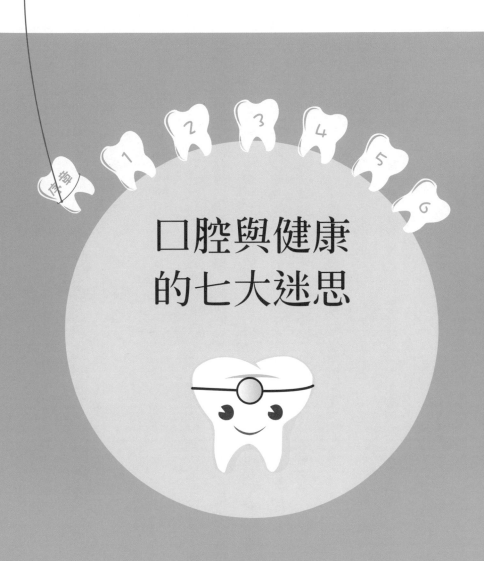

口腔與健康的七大迷思

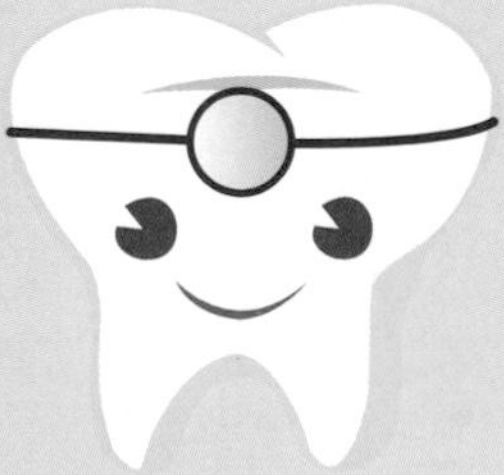

1. 臉型完全來自遺傳

孩子臉型的下半部顎骨，成長期會因咀嚼習慣、飲食內容、個人情緒與說話方式而改變。

我們先思考一個問題：為什麼會有夫妻臉？

研究指出，人類會選擇和自己父母神似的伴侶。再加上四種可能原因，兩人的臉型就愈來愈像：一是長期在一起相處，易有相同的喜怒哀樂，使用的表情肌肉類似，牽動臉部骨頭的位置與力量也相近，所以長相會愈來愈像。二是長期飲食習慣、食物內容大致相同，咀嚼的力量相近。三是夫妻朝夕相處，說話的語調相互影響，可能輕聲細語，不然就拉大嗓門，使用的臉部肌肉群也一樣。四是風水，例如，居家環境不通風、都愛吃一堆加工製品，或有同樣的慢性過敏原，長久以來都用嘴巴呼吸與缺氧，兩人都病懨懨，看起來自然一樣憔悴。

夫妻相處在一起會愈來愈像，所以生出來的孩子理應更像父母，可是現今社會，特別是很多齒列不整需要做矯正的病人，愈來愈不像父母，為什麼？我有一對夫妻朋友是人人稱羨的金童玉女，兩人身材高眺，臉型正常勻稱，可惜家裡兩個小寶貝，一位暴牙、一位戽斗，是「基因」出了問題嗎？

事實上，小孩子的臉型，只有眼神、骨架、膚色、眉毛、頭髮與遺傳較為有關。鼻子以下、牙齒周圍稱作顎骨的骨頭，則受後天環境影響，與咀嚼、發音、表情等功能和習慣比較相關。

小朋友會模仿父母親的表情、說話，可是因為食物精緻化，咀嚼習慣與父母差異很大，起初是咀嚼肌肉弱化，顎骨發育不好導致牙齒變得不整齊、鼻道狹窄容易過敏、牙弓也變得狹窄造成口齒不清，甚至口腔周圍肌肉的功能隨之異常，演變成嘴巴呼吸，開始彎腰駝背，臉型不僅愈來愈不像父母，長久下來連身材差異也愈來愈大。

2. 孩子口齒不清是因為學習障礙

這是因為口腔周圍肌肉功能弱化，小朋友也是受害者！

我幼年腸胃不好、蛀牙一堆、門牙前暴、頭腦笨拙、經常感冒，上學前服用治鼻塞的藥，上課就打瞌睡；晚上睡覺常常踢被子，要靠父母親補蓋，再把我的嘴巴閉緊。在學校總是口齒不清，老師覺得我乖（應該是笨）不怪我學習不認真，只有同學暗笑我ㄓㄗ與ㄕㄙ不分；由於經常睡不飽，一臉病懨懨博得老師的同情，一有狀況就聯絡父母來接我回家。

對一個人過度保護是否正確，很難論定。我的父母除了管教比較嚴格之外，在飲食部分非常體貼照顧，精緻化的飲食讓我不需要費勁地咬，咀嚼不斷弱化，非但演變成腸胃不好，連帶牙齒周圍的骨頭也發育不良；一方面牙弓過窄，舌頭沒有足夠空間活動，講話變成大舌頭；另一方面鼻道狹窄，再碰到慢性過敏原，鼻子一直過敏，呼吸從此不順暢，只好改用嘴巴呼吸，日久形成暴牙，並且體弱多病。

很多父母跟我的父母一樣，沒有想到過分寵愛孩子反而誤了健康，建議參考柯林・坎貝爾(T. Colin Campbell)《救命飲食》一書的飲食指南，給孩子正確的飲食不是牛奶、米精、果泥等過多添加物與不需咀嚼的食物，千萬不要「愛之適足以害之」。

3. 鼻子過敏全是過敏原惹的禍

引發鼻子過敏的主因是鼻道狹窄和嬰兒時期的食物。

小寶貝鼻子過敏是現代家長心裡最大的痛，不管是鼻塞或鼻涕一大堆，也不論是過敏或是異位性皮膚炎，在在都和鼻子的功能低下脫不了關係。相信大部分父母為了小朋友鼻子過敏的問題，家裡常常必須大掃除，去除塵蟎，也因此拒買絨毛玩偶，並減少造成慢性過敏的食物，甚至採買防塵蟎的寢具，只是無論怎麼做，花了多少錢，效果依然不佳。

鼻子的功能與口腔有很大關係，不僅是唇亡齒寒，齒亡也會鼻寒。沒有好好咀嚼食物，造成上下顎骨發育不良，接著使位於上顎骨的鼻腔通道變狹窄，容易產生過敏現象。

還有一個常見的大問題，鼻子不通了，所以改用嘴巴呼吸，用嘴巴呼吸後，鼻子輕鬆了，但因為太輕鬆了，所以鼻子功能衰退。鼻道也因為習慣用嘴巴呼吸而更狹窄，不僅是鼻子內部左右空間不足，還會讓鼻腔上下空間擠壓，最後讓鼻子更不通暢。

為了身體健康，除了搭配耳鼻喉科醫師的處方，也要盡量多練習用鼻子呼吸。鼻子和大腦、肺部的功能一樣，用進廢退，請各位務必養成用鼻子呼吸的好習慣。

4. 孩子無法細嚼慢嚥不是什麼大不了的問題

鼻子功能不好的小朋友只能狼吞虎嚥。父母親飲食習慣不良，孩子一定有樣學樣！

細嚼慢嚥每個人都做得到？你做得到嗎？

很多小朋友習慣嘴巴含著食物不咬，等到唾液將口腔內的食物軟化，才勉強將食物吞下；而有的小朋友則是吃得飛快，沒咬幾下就把食物吞進去，這兩種方式對牙齒與腸胃都不好。沒有細嚼慢嚥，食物進到肚子裡，不僅造成消化酶分泌不足，最後胃腸也僅吸收一些油脂與醬料，卻將大部分食物營養排出。

細嚼慢嚥的重要性大家都知道，相信也是養生專家最注重的事，但是很多孩子沒有辦法做到細嚼慢嚥，因為牙齒與牙齒周圍骨頭的位置出了問題，所以只能咬不能磨。

咀嚼，顧名思義就是上下牙齒「咬」與「磨」兩個動作，咬是上下牙齒垂直使力，將食物壓扁搗碎，而磨是上下牙齒左右研磨，將食物磨碎。食物透過咬與磨的咀嚼動作，將大顆的食物咬碎，將小顆的食物磨碎，所以咀嚼可以結合唾液將食物磨成糊狀，完成初步消化與殺菌，再送入食道讓身體做進一步消化吸收。

可是有些小孩可以咬卻無法磨，細嚼慢嚥變成了「不可能的任務」！難道咀與嚼還能分道揚鑣？

當牙齒所在的顎骨發育出現異常型態，例如，戽斗，此時下巴的發育比較發達，而上排牙齒所處的上顎骨頭狹窄，導致臼齒區上顎的大臼齒從左右往外翻，迫使下顎的大臼齒往內倒。這樣的牙齒只能上下咬合，卻無法左右研磨食物，加上戽斗骨骼型態的人鼻子容易過敏，往往張嘴吃飯，稍微有些唾液分泌就怕流出嘴巴外，所以會不由自主地把食物立刻吞下。長期進食沒有經過磨碎的食物，加上咀嚼時間不足，腸胃就容易出現問題。

同樣的狀況也發生在暴牙、小下巴，或是絕大部分上顎骨頭狹窄的病人，長時間只能咬不能磨，咬合產生了特別型態——牙齒咬合面中央容易凹陷——這些凹陷一旦形成，只能咬而不能磨的進食方式就更嚴重了。

5. 口呼吸是孩子的不良習慣

家長過度保護的結果：食物過於精緻、加工食品過多。

空氣嚴重汙染、加工食品、黑心食材，加上被扭曲的飲食觀念，出現過敏性鼻炎的兒童，比率愈來愈高。據TVBS報導，二〇一三年十二月統計，全臺十二歲以下的孩童有三分之一是過敏兒，估算約有六十萬。一旦發生鼻子過敏或鼻道狹窄等問題，想用鼻子呼吸是難上加難。

沒有好的口腔健康，就沒有好的鼻腔健康，反過來說，沒有好的鼻腔健康，就不會有好的口腔健康。鼻腔就位在口腔頂端「上顎骨」中，口腔發育與鼻腔發育是一致的，愈早、愈常、愈正確使用口腔內組織完成咀嚼食物的孩子，不僅牙齒長得好，鼻子功能也比較健全。原因在於，不論是沒有牙齒的嬰兒用舌頭頂上顎，或是有牙齒的孩子及成人用牙齒咀嚼，都是促進上下顎骨發育的關鍵習慣。上下顎骨發育好，鼻腔寬度自然足夠，鼻子相對也比較直挺。鼻道通氣量足夠，造成鼻子過敏的可能性大幅降低，如果孩童鼻子功能健全，就不會經常感冒及扁桃腺發炎。

鼻腔與口腔在咽喉部合而為一，等於是作為消化器官的口腔，一方面也是呼吸器官鼻腔的候補。當鼻子功能不佳時，口腔即改為空氣進出身體的通道，這是人類獲得空氣的「B計畫」。缺點是嘴巴呼吸必定口乾舌燥，容易滋生細菌，而且為了長久增加嘴巴進氣量，暴牙與戽斗的機會大幅度提高，牙齒變得不整齊，咀嚼效率變低，造成腸胃不好；腸胃不好，自然容易蛀牙，所以鼻子不好也正是牙齒不好的關鍵因素。

老一輩的爺爺、奶奶總是會提醒小朋友，走路的時候嘴巴閉起來，儀態會比較理想。讀者不妨觀察路上的孩子或大人走路，有些人是不是會不自覺地把嘴巴張開？原因就是他們的鼻子功能異常。雖然鼻病的預防方法是從上顎骨頭的發育與養成良好飲食習慣下手，但是治療改善仍需要從練習用鼻子呼吸開始。爺爺、奶奶雖然是從儀態的角度來看待小朋友嘴巴張開的問題，但恰巧也是幫助小孩健康的善意建言。用鼻子呼吸，不單是鼻子功能會變好，臉型變漂亮，對彎腰駝背的不良姿勢也有幫助，身體也會變得健康。

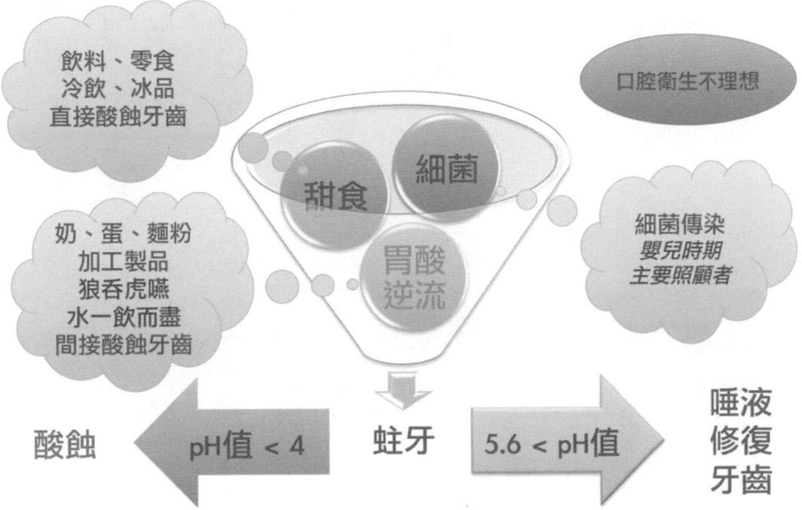

蛀牙的原因

6. 齒列不整只是不美觀的問題

齒列不整等於是鼻子、腸胃、肺部與腦部功能異常，消耗的醫療費用遠比蛀牙多千萬倍！

小朋友的口腔問題哪一項最重要？相信大部分的人都會回答蛀牙，因為蛀牙顯而易見，而且容易處理，預防好像很簡單，只要會刷牙就可以解決。蛀牙是口內酸性值偏高，使細菌可以侵犯牙齒，小朋友吃進太多慢性過敏原與飲料、零食等加工食品，最後腸胃不好，甚至胃食道逆流，牙刷得再好，還是拚不過高酸性造成牙齒的酸蝕或蛀牙。

除了腸胃問題，造成蛀牙的最大原因是牙齒排列不整齊，因為牙齒不整齊容易藏汙納垢，而牙齒排列不整齊都是牙齒周圍骨頭發育不健全，也就是上下顎骨在生長發育期沒有長好，牙齒自然沒有空間可以萌發，不僅牙齒長得東倒西歪，鼻子因為狹窄而容易過敏，身體為了獲得最多氧氣，開始用嘴巴呼吸，顎骨甚至出現外暴或戽斗的狀況。

嘴巴呼吸造成口乾舌燥，口腔內細菌滋生，更容易蛀牙；而鼻子過敏與牙床寬度不足讓舌頭往後移動造成打鼾，進一步引起胃食道逆流，所以從疾病發生的角度來說，齒列不整常常是口腔產生疾病的關鍵。

從醫療費用的角度來說，臺灣每一名國小學童平均五顆蛀牙，家長帶去牙醫診所填補，使用健保卡付費，每顆蛀牙健保給付雖然平均不到一千元，但以總數一百八十萬人計算，就得消耗健保九億元支出，金額非常驚人。

至於齒顎矯正，臺灣應該有七成小朋友有齒列不整的問題，假設比較需要矯正的人數是三成，每位小朋友矯正的費用平均十萬元，預估醫療費用大約是五十四億元，遠遠大於蛀牙填補所需的醫療費用。而齒列不整是自費項目，動輒十幾二十萬元，造成家長沉重的負擔，所以有齒顎矯正需求的病人，有極大比例無法獲得治療，最後衍生更多疾病，像是蛀牙、阻生齒、牙周病等。如果需要人工植牙，花費更為龐大；這還不包括齒顎矯正的原因——顎骨發育不良——造成缺氧後，引起全身從腸胃、肺部到大腦等疾病的額外支出。

我衷心期盼政府重視醫療資源的妥善運用，大力投注心思到齒列不整的預防及宣導工作上，特別是四～六個月的嬰幼兒，如何透過定期健康檢查，導正家長對嬰幼兒的餵食與營養觀念，從吃的健康做起，讓顎骨得以健全發育，造福全民及後世子孫。

7. 牙垢多是因為刷牙不認真

咀嚼習慣、飲食內容、喝水習慣、口呼吸等才是主因。

臨床上看到很多小朋友牙齒表面的牙垢一大堆，不僅牙齒表面顏色偏黃，牙齦也總是紅紅腫腫的。爸媽催促小朋友刷牙，雖然小朋友乖乖將牙齒清潔過，但是爸媽總覺得清不乾淨，小朋友也抱怨說：「根本就刷不乾淨啊！」

這樣的小朋友不能急著用洗牙工具將牙齒清潔乾淨，也不能急著使用潔牙粉之類的東西去牙垢，因為這麼做會使牙齒表面脫鈣，像粉筆一般慘白，失去了牙齒原有晶瑩剔透的光澤，如果沒有把造成牙垢的真正問題解決，最後遲早還是會變成蛀牙。

總是紅腫的牙齦外觀，不僅讓家長誤會小朋友不認真清潔口腔，也容易被誤會小小年紀就有牙周病，所以家長急著帶小朋友到牙醫診所洗牙，可是不管怎麼洗，牙齦還是一樣紅腫，最後家長灰心放棄持續監督小朋友口腔清潔的工作。事實上，小朋友可能只是習慣用嘴巴呼吸，讓口腔變成疾病的溫床，空氣中的灰塵與雜質，更直接黏附在牙齒表面。

要改善牙垢與牙齦紅腫，首先要訓練小朋友用鼻子呼吸，習慣建立了，不僅改善彎腰駝背的外型與儀態，也讓身體的氧氣充足，使得牙齦紅腫消失；加上閉上嘴巴時，唾液分泌可以自然修補牙齒，改善牙齒脫鈣的狀況，所以想要有健康的牙齒，就得注意不要用嘴巴呼吸。

自由基

自由基是氧在體內新陳代謝後所產生的物質，能與任何物質發生反應。如遇病毒侵入時，體內的防禦系統會通知吞噬細胞，吞噬細胞經由酵素催化，產生超氧陰離子自由基抵禦疾病。受到輻射線或紫外線、抽菸、農藥等影響，甚至熬夜或焦慮也會產生自由基。自由基過量會促使細胞基本構成物質氧化成為新的自由基，再去氧化其他物質；惡性循環下，各種疾病開始發生，我們稱為「自由基連鎖反應」。

Chapter 1

咀嚼影響
孩子一輩子的健康

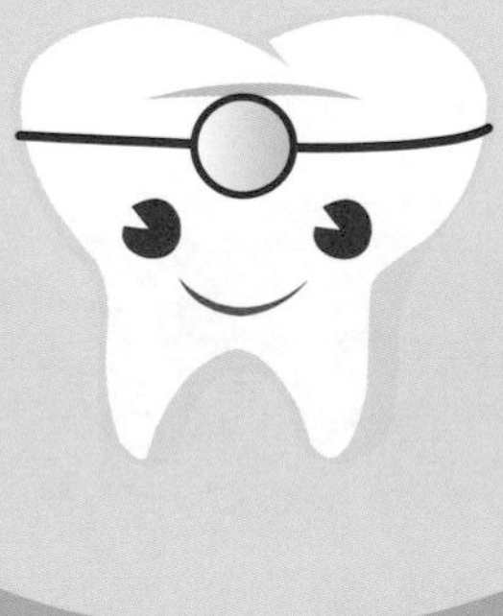

1-1 觀察寶貝的呼吸、吞嚥、過敏原因

身為牙醫師，我把保護孩子的牙齒健康視為自己的天職，同樣身為父親的我，透徹研究過牙齒、嘴巴對身體功能與骨架結構的影響，深知孩子一輩子的健康，就從嘴巴開始。

嬰兒在兩、三個月以前，除了「餓餓」、「喝奶奶」與「哇哇大哭」之外，大部分的時候或睡或醒，輕輕閉著嘴巴用鼻子吸進空氣，呼吸是嬰兒出生第一件得學會的事。

四～六個月喝母乳的幼兒，為補充養分，需要開始接觸流質與半流質的副食品，只要可以坐著，就可訓練進食，可選擇一些軟的固體食物，例如，豆腐、馬鈴薯、地瓜、木瓜與稀飯，讓口腔練習咀嚼。這時期的咀嚼訓練非常重要，可以讓顎骨早點橫向擴張，乳牙才有生長空間。這時期也可能因為接觸到部分過敏原，變成習慣張開嘴巴呼吸，最早發生的情況是容易感冒、皮膚過敏、胃腸脹氣，接著產生一連串嘴巴、牙齒、舌頭、顎骨，甚至擴及全身的問題，影響會愈來愈嚴重。用鼻子呼吸是幼兒的天性，但是愈來愈多職業婦女無

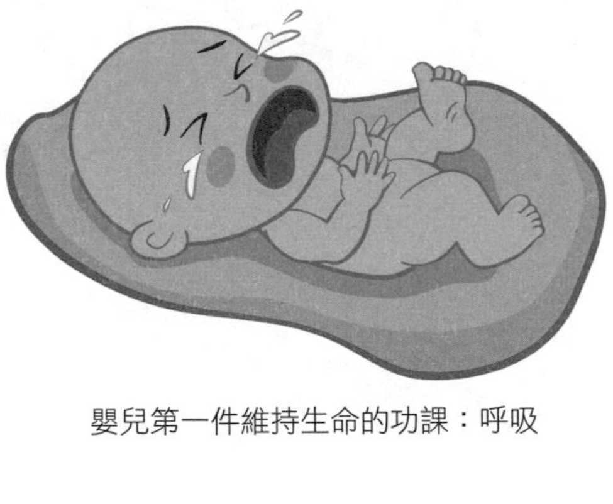

嬰兒第一件維持生命的功課：呼吸

法哺乳，所以餵食配方奶，有的小寶寶容易因此產生過敏的症狀，而變得用口呼吸。嘴巴不像鼻子有鼻毛具有空氣清淨、加溫、保濕、過濾等功能，如果空氣直接從嘴巴進到咽喉、肺部與腸胃道，幼兒的生長發育與健康可能從此受到不良影響。

嬰兒最早可能出現鼻子過敏的兩大原因

一、過早攝食加工製品或喝配方奶：

配方奶中的某些成分可能引起小嬰兒鼻子過敏，是造成鼻子功能低下的主因，所以餵食母乳等於是減少鼻子過敏的第一道防線（有兒科醫師建議足八個月以上再食用配方奶）。

二、過晚進食副食品：

四～六個月就要開始進食副食品，這時候可能遇到一些慢性過敏原，例如，奶、蛋、麵粉與豆類，導致鼻子過敏，所以要觀察記錄嬰兒的飲食與反應，避免長期食用某些食物，盡量每天做更換，以減輕可能的過敏症狀。

小寶貝出生後為了維持生命學會的第二項功課——吞嚥。嬰兒在母親的肚子裡就學會吸吮和吞嚥，所以一出生就能熟練地含著奶頭吸吮母乳，一口接一口把乳汁吞嚥到肚子裡。媽媽理想的餵食動作應該是坐著，並以四十五度角抱著孩子。不能因為累了、不小心或是貪圖一時的舒適採取側躺餵奶，使得小寶貝也側著吸奶，或是以其他自認方便的姿勢餵食，或讓嬰兒提早抱奶瓶、吸奶嘴，這可能造成嬰幼兒錯誤的吞嚥方式，進一步影響未來發音的正確性與臉型。

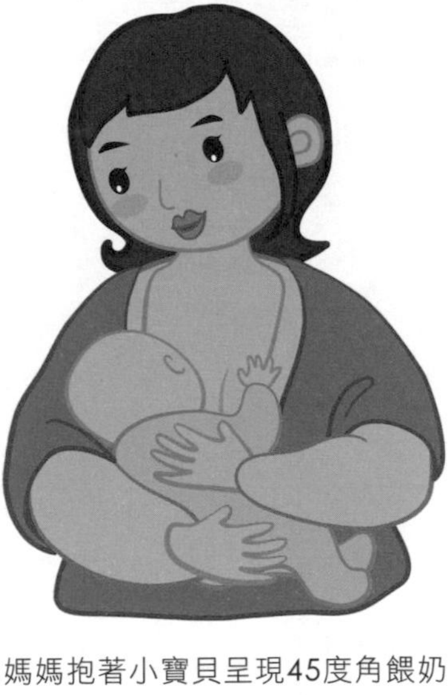

媽媽抱著小寶貝呈現45度角餵奶是小寶貝養成正確吞嚥動作的最佳姿勢

四～六個月以上的嬰幼兒，如果用鼻子呼吸，嘴巴會輕閉，這時候舌頭自然往前向上頂著前顎骨，有促進鼻骨發育的能力。（各位家長可以試著嘴巴輕閉，然後微笑，特別是左右的大小顴肌往外、往上拉動嘴角，舌頭通常會輕輕碰觸上顎門牙內側的黏膜區域，就是前顎骨的區域。）可是一旦小寶貝用嘴巴呼吸，就失去了舌頭促進前顎骨發育的能力，嘴巴開開會使嘴巴周圍「口輪匝肌」的力量鬆弛，舌頭為了讓嘴巴可以變成呼吸道，移到下排牙齒內側，就會出現用嘴巴呼吸的特有嘴型，甚至使得鼻子相對較塌。

過敏反應分為立即性和延遲性，立即性過敏是短時間、立刻引發的過敏現象，是先天性的過敏反應，最好的預防方式是永遠隔離該過敏性食物；延遲性過敏主要是大量且頻繁接觸同一種食物引起，也可能在不知不覺中攝食過量，造成身體慢性發炎，等抗體抵抗力達到臨界點才有明顯的過敏症狀。王桂良醫師在《別把吃毒當吃補》強調，想要避免食物對身體帶來危害，平日最好少吃油炸、煎烤類食物，也不要天天吃同一種食物，提出「飲食輪替法」的概念。日常飲食應採用輪替飲食法，避免頻繁食用同一種食物，自然可以降低慢性食物過敏的發生。

董氏基金會建議：牛奶過敏因應之道（取材自董氏基金會網站）

1. 孩子出現過敏症狀時，醫生為了確認過敏原，可能會建議停用奶類食物。過敏症狀未改善：表示過敏原非來自牛奶，應再恢復喝牛奶的習慣。過敏症狀有改善：可先停一段時間後再試喝牛奶，若過敏症狀再出現，請找專業醫生進行過敏原檢測，確認是否對牛奶過敏。
2. 確認對牛奶過敏原因：若一歲以下對牛奶過敏，也不建議完全停掉牛奶，而是改用低過敏奶粉。低過敏奶粉是在加工過程中加入酵素，讓牛奶中的蛋白質分解成小分子，但是不會影響到原有的營養成分。

1-2 離乳期開始練習認真咀嚼：鼻子變堅挺、發音好

咀嚼是幼兒維持生命、讓身體強壯的第三樣功課，當幼兒發育進入四～六個月的「離乳期」，將開始進食副食品。幼兒如果噎住或嗆到怎麼辦？不用擔心，他會本能地吐出來，不是因為不聽話，而是他的口顎功能暫時無力揉碎食物，所以父母不要強迫，讓小寶貝循序漸進，對食物產生好感。至於幼兒有沒有消化問題？也不要擔心，軟性食材（例如，馬鈴薯、豆腐）就算沒有充分咀嚼，進入胃部還是容易消化吸收。建議餵食者和小朋友一起動作，示範嚼碎食物，孩子會模仿練習，反覆碾軋，漸漸養成習慣。

咀嚼習慣的養成

1. 四～六個月就要進食副食品，會坐就要咬。
2. 在四個月即可開始進食半固體食物練習。
3. 只要能餵食就需要訓練用舌頭頂碎食物。

牙根周圍的牙周韌帶及口腔黏膜等知覺感受器，接受刺激會引起自然的咀嚼運動，除了利用舌頭頂碎食物，也在咀嚼的過程中產生足夠唾液，並同時啟動消化道分泌消化酶。所以當食物吞

到胃部，其實身體已準備好迎接食物。因此，從小寶貝一開始訓練咬肌上下咀嚼力量時，要教導他不要急著吞下，必須把食物咬得夠久夠力，而且嘴巴要閉著，增加磨碎的效率，容納更多唾液，減輕食物造成過敏或其他身體毒性的影響。

沒有牙齒的幼兒用舌頭頂著上顎揉碎食物，等於同時刺激上顎骨往左右與前後擴開，就在上顎骨受到舌頭的刺激而順利發育時，位在上顎骨正中央的鼻骨也會往左右擴開，讓鼻道流通的空氣增加，減少鼻子過敏機會。認真咀嚼的小寶貝，有機會長出更堅挺的鼻子；反過來說，鼻子塌的小朋友往往可以預見鼻子功能低落，其根本原因之一，就是幼兒時期進食副食品的時機與內容物出現異常。

顎骨持續擴張，牙床才有足夠空間長出新牙齒，牙齒長出後，在舌頭與嘴唇之間建立了一道牆，這道牆限制了舌頭的活動範圍，有兩種可能的發展，一是導致嘴唇無法閉合，二是由於舌頭與嘴唇內外夾擊力量，引導牙齒移動到力量均衡的位置。

幼兒咀嚼的能力不好，牙床空間就會不足，長出的牙齒會變得過於緊密，乳牙之間沒有牙縫，舌頭活動的空間也會受限，講話容易像大舌頭般口齒不清，可以想見未來發音的功能比較容易出現異常。一旦鼻道沒有順利擴張，勢必導致用口呼吸、嘴巴習慣張開、嘴唇張力低下，最後少了嘴唇在外面抵擋，門牙逐漸開始往外暴出，發音異常的狀況就會更加明顯了。

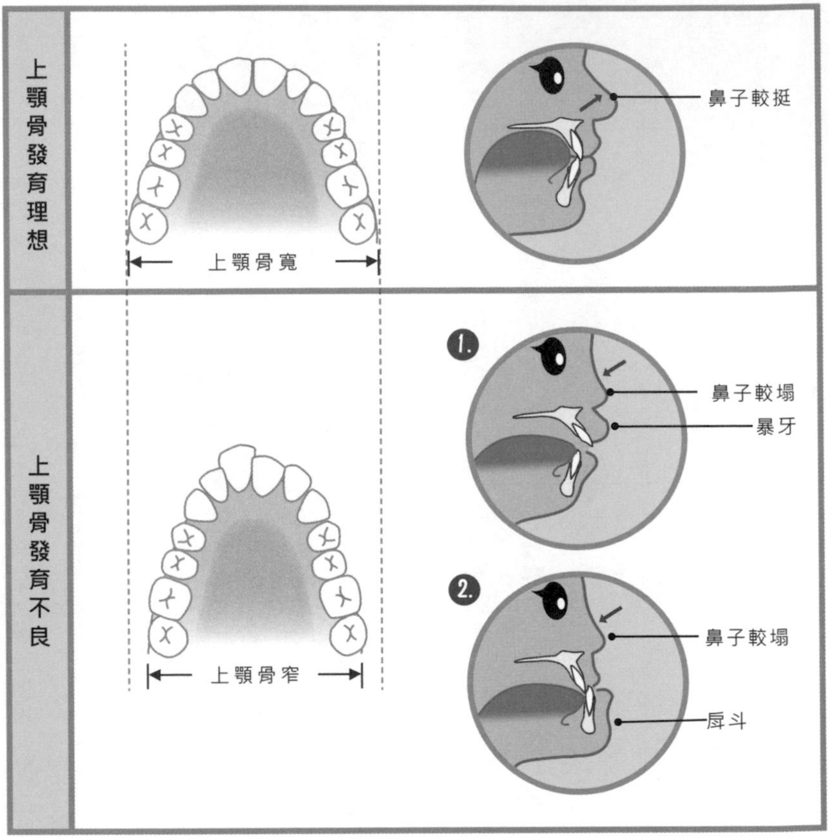

上顎骨是三塊骨頭——左右與前顎骨——橫向與前後向的發育理想，鼻道就會擴張，鼻子會比較堅挺；如果橫向與前後向發育不好，往往因鼻子發育不良變成暴牙

另外，有些長輩會先好心地咬碎食品，再餵給小朋友吃，此舉盡量避免。研究發現，雖然母親的唾液可以強化小寶貝的免疫力，如果主要餵食者口腔中有導致蛀牙的變形鏈球菌等病菌，會因此傳染到孩子口中，最糟的是小朋友的咀嚼習慣會更不好，顎骨發育更差。

1-3 如何訓練寶貝正確的咀嚼方式？該吃什麼？

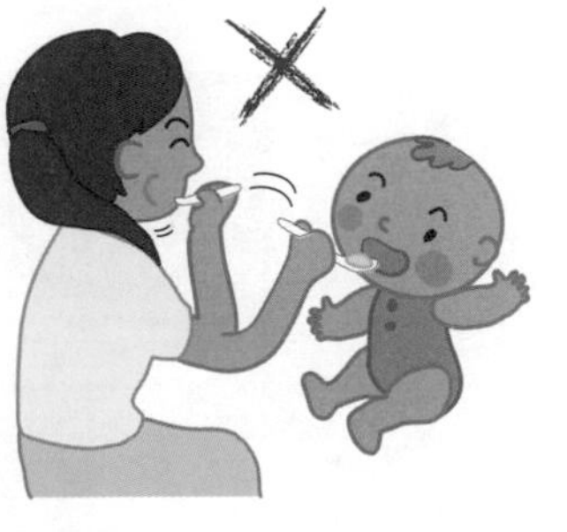

研究發現，咬碎食品再餵給小朋友吃，如果餵食者口腔中有導致蛀牙的變形鏈球菌等病菌，會因此傳染到孩子口中

四～六個月喝母奶的幼兒，為了補充母乳養分的不足，最晚六個月以前，可以嘗試咀嚼軟的固體食物，如果口腔沒有在適當時期練習咀嚼，顎骨太晚橫向擴張，一來使鼻骨狹窄，有可能造成口呼吸；二來口腔沒有足夠的空間容納食物，所以未來會草草咀嚼食物後急著吞下，引起胃腸不適；三來顎骨寬度不足，導致乳牙長得太密，可能造成蛀牙。

餵食副食品時，若小寶寶當下就吐出來，這是因為舌頭的發育還不完全，家長要多點耐心，先以湯水或「泥狀」的食物做嘗試，小口小口地餵食，讓小寶寶開始適應如何進食副食品，也可以觀察小朋友是不是有任何不習慣。

請試著調配水果泥、馬鈴薯或豆腐與稀飯，一定不要進食加工食品如奶粉、米精等，切記不要過軟或太乾，讓小朋友有意願用舌頭去頂著上顎揉碎食物，這個動作很細微，但是對於小朋友未來的咀嚼習慣、鼻子功能，甚至發音功能，臉型都有很大的影響。

小嬰兒四個月時就有用嘴巴呼吸的能力，為了避免將來發生用嘴巴呼吸的狀況，一定要開始進食半固體副食品，透過父母親用湯匙餵食，靠著下嘴唇或是舌頭貼著湯匙下方，用上嘴唇往內堆的方式將食物含入嘴巴裡，接著靠舌頭往上頂著上顎，類似碾軋的方式來攪揉食物，再加上唾液分泌的輔助完成咀嚼動作。

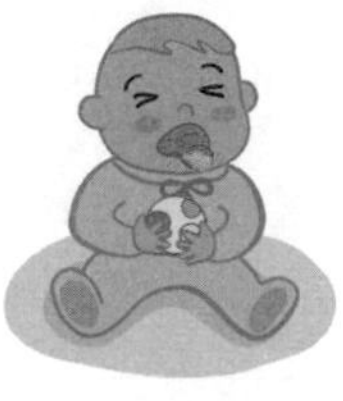

爸爸媽媽細嚼慢嚥的動作，也深深影響小寶貝一輩子的飲食習慣！

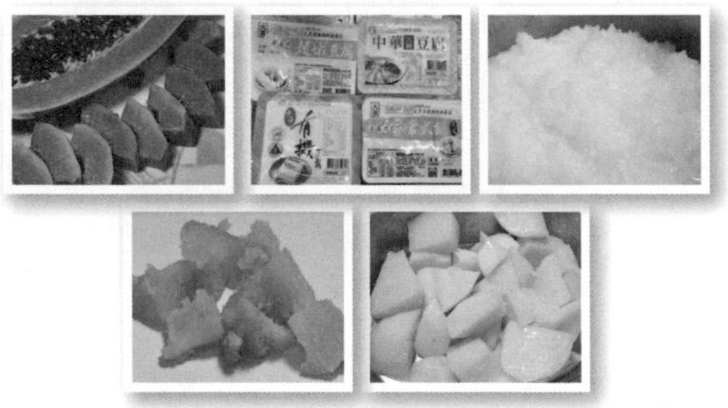

四～六個月的幼兒必須開始進食副食品，可吃如豆腐、馬鈴薯、地瓜、木瓜與稀飯等等食物練習咀嚼

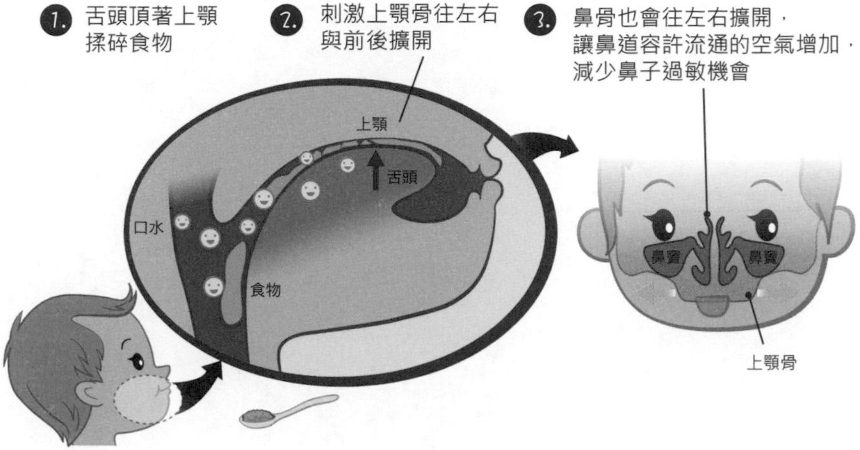

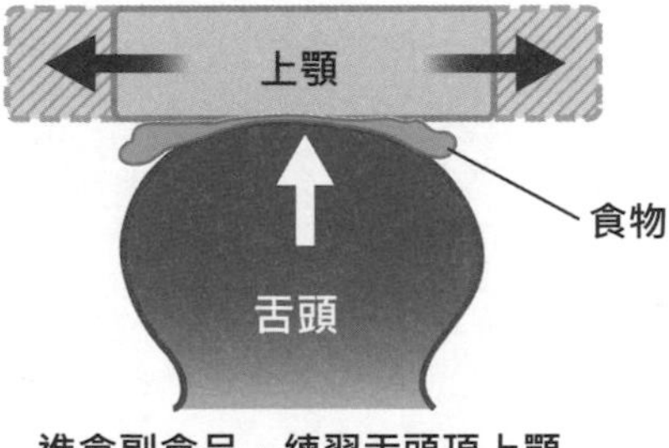

進食副食品，練習舌頭頂上顎

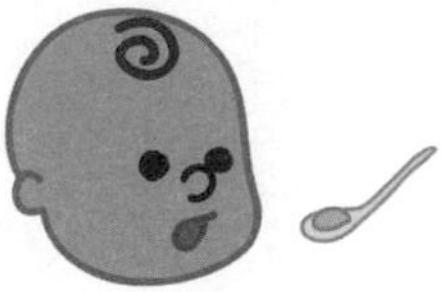

幼兒咀嚼
- YES → 練習舌頂上顎 → 上顎弓開
- NO → 不練習舌頂上顎 → 上顎弓未開

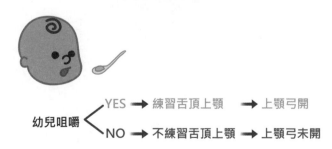

嬰兒以母乳為最佳營養來源，四～六個月大的嬰幼兒可以開始添加副食品，請避免吃加工食品、奶、蛋、麵粉等容易引起過敏的食物，副食品的選擇以原形食物（全食物——whole foods——天然完整、未經加工精緻的食物）為主，學習運用咀嚼肌肉，慢慢調整食品的種類、大小、濃度、硬度及餵食頻率。

添加副食品以一次嘗試一種新食物為原則，沒有出現過敏或不適症狀便可再增加新的食物。

我大姊的小孩在美國紐約出生，小朋友五個月大時回醫院做健康檢查的前一週，醫院的護理人員來電，希望我姊姊開始讓小朋友練習咀嚼馬鈴薯或是豆腐，以便健檢時檢查小朋友會不會咀嚼。如果院方檢查沒過關，院方會提出要求，由醫院將小朋友先照顧好再交還家長。由此可知，美國非常重視嬰兒的咀嚼訓練，因為這對顎骨發育非常重要。

4～12個月嬰幼兒副食品參考表

食物類型 / 參考進食時機	五穀根莖類	蔬菜類	水果類	肉類
	白米、糯米、燕麥片	馬鈴薯、地瓜、白蘿蔔、綠花椰菜	蘋果、水梨、香蕉、李子、酪梨	雞柳條、雞胸肉、牛腱
4-5個月	米糊、麥糊（已煮熟之麥片，可與溫水或牛奶混合，加些糖成為麥糊；或者與嬰兒奶粉混合用奶瓶來餵）	菜湯 菜泥（煮熟到柔軟後弄碎，可單獨餵食或與麥糊混合，一次只給一種蔬菜，再慢慢增加）	果汁（新鮮果汁與開水混合） 果泥（除成熟香蕉外，水果以燉熟為宜，用湯匙弄碎）	
6-8個月	米糊、麥糊，可與碎肉、蔬菜共煮	菜泥	果汁（新鮮果汁與開水混合，量慢慢減少至只給純果汁） 果泥（7個月開始可以吃生水果）	蛋黃泥、豆腐、肉泥、魚肉泥等（煮熟弄碎，單獨或與麥糊混合）
9-12個月	參考6-8個月	剁碎的蔬菜	果汁 果泥 水果	蒸全蛋、豆腐、肉泥、魚肉泥等（煮熟弄碎）

1-4 咀嚼與發音的關係：探討寶貝發音不正確的可能原因

經過學習和訓練，咀嚼能力才得以發達，從吸吮變為咀嚼的流程，正是牙齒的萌出期。臺灣諺語：「七坐、八爬、九發牙！」幼兒出生後約九個月時會長牙，有的早，有的晚，但都不會影響咀嚼功能，因為此時幼兒還是以舌頭作為主要的咀嚼工具。直到各長出一顆上下門牙，代表小朋友具有撕裂食物與簡單發音的基本能力，等到犬齒長出後（上排十六～二十二個月，下排十七～二十三個月），才會具有更完整的功能。

大部分的幼兒約滿一歲就會開始說一些有意義的話語，像是喊爸爸、媽媽。隨著認識的疊字，開始慢慢說「爸爸抱抱」、「媽媽抱抱」，然後開始模仿大人說話，逐步建立語言學習與發音的能力。

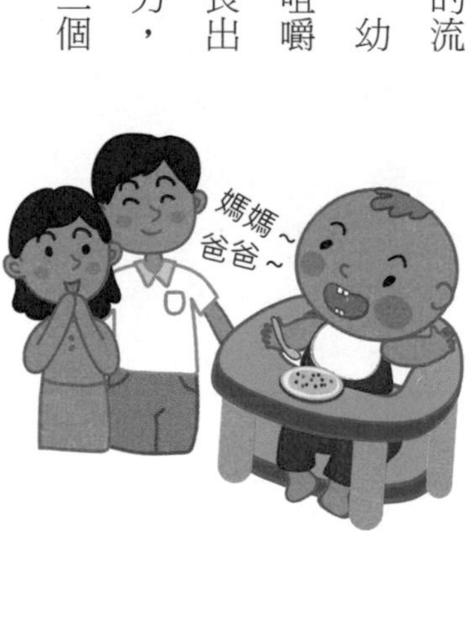

長牙齒就要開始看牙醫

小朋友長牙後即可帶去牙醫診所，讓牙醫觀察牙齒外型、顏色對不對？牙垢是不是太多？潔牙習慣是否已經養成？咀嚼與吞嚥習慣是否建立？是否正常？家長也可詢問相關飲料、零食與加工製品對於牙齒的危害，以及牙齒發育是否發生困難，以獲得指導與協助。

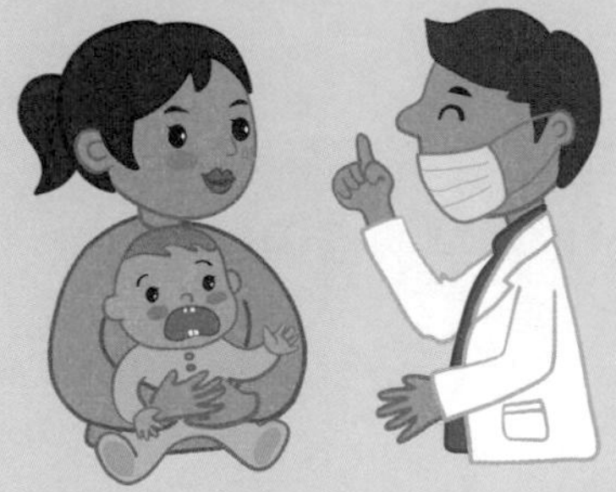

影響幼兒講話時程的三項關鍵因素

幼兒練習講話之前，就要練習正確咀嚼，因為發音所用到的口腔顎面肌肉，與咀嚼所用的肌肉完全一樣，很多幼兒到了一歲不會喊爸爸、媽媽，甚至兩歲以上還不太會講話，絕大多數是因為咀嚼習慣沒有建立，進食副食品的時間太晚、吃得太軟、爸媽太過於保護小朋友，足六個月以後的幼兒攝取過多流質或揉碎的食物，都會使小朋友的咀嚼功能喪失，舌頭力量低落，學習講話的時機也隨著延後，直到身體長大了，舌頭也有足夠力量了，語言功能才會逐步發展起來。

鼻子過敏造成用口呼吸，也是影響說話功能的關鍵因素。為了讓空氣可以從嘴巴吸入肺部，舌頭從原本輕輕頂著上顎的位置，移動到下排牙齒的內側，以利舌頭上方讓出通道提供呼吸時空氣的流通，如此一來，吞嚥時舌頭就必須過度施力，顎骨與牙齒位置因而改變，這會讓聲音的共鳴位置改變，加上鼻過敏加重鼻音，不容易出現共鳴，導致講話大舌頭或口齒不清。

其他影響語言能力的不良因素還有趴睡，直接抑制臉部顎骨的發育，臉頰於睡覺時受到壓迫，造成顏面肌肉發育減緩。側睡時，因側著頭讓舌頭位置改變，也使得吞嚥動作異常，連帶影響咀嚼與發音功能。仰睡時，舌頭會輕輕頂著上顎，睡眠時也自然進行正常的吞嚥動作。

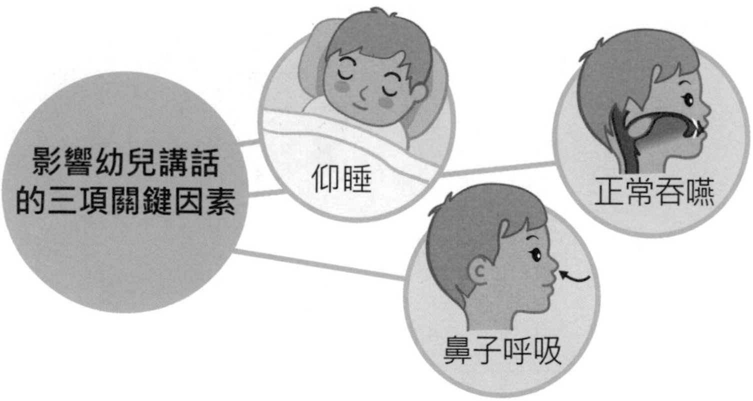

1-5 開始用牙齒咀嚼食物的時機

一歲開始，後牙乳臼齒長出來之後，小寶貝就要開始練習改用牙齒來協助咀嚼，臉頰肌肉也不用像以往需要配合舌頭碾軋食物，把嚼碎食物的工作交給後牙乳臼齒，可以完成高效率的進食動作，但是咀嚼的習慣如果沒有從進食副食品就開始訓練，即使長出後牙乳臼齒，小寶貝還是無法養成良好的咀嚼習慣。

嬰幼兒未確實練習咀嚼的後果

1. 唾液分泌不夠：一來澱粉、醣類無法做初步的消化吸收，造成腸胃負擔，二來唾液可抑制病菌及過敏原的能力不足，容易造成過敏反應。
2. 顎骨發育不良導致鼻道與氣道狹窄，進一步造成呼吸道的各種症狀。

乳牙發育的時間表

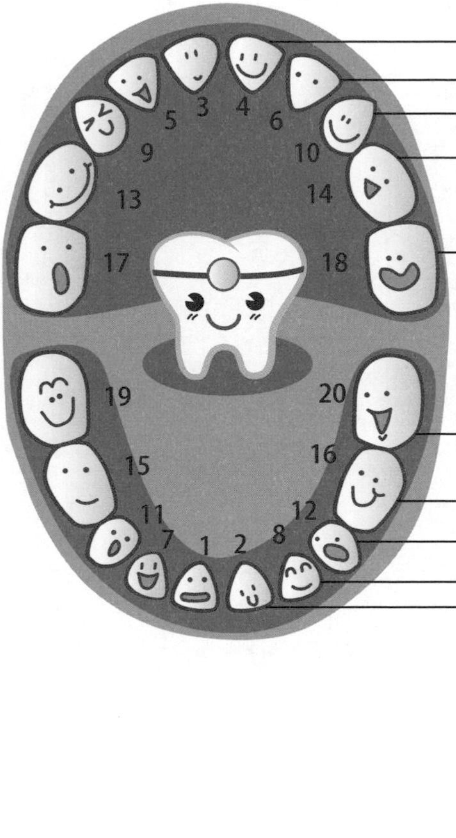

	萌發	換牙
中門齒	8-12月	6-7歲
側門齒	9-13月	7-8歲
乳犬齒	16-22月	10-12歲
第一乳臼齒	13-19月	9-12歲
第二乳臼齒	25-33月	10-12歲
第一乳臼齒	23-31月	10-12歲
第二乳臼齒	14-18月	9-11歲
乳犬齒	17-23月	9-12歲
側門齒	10-16月	7-8歲
中門齒	6-10月	6-7歲

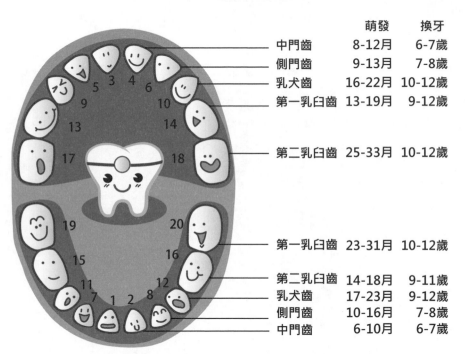

幼兒咀嚼與口呼吸的關聯

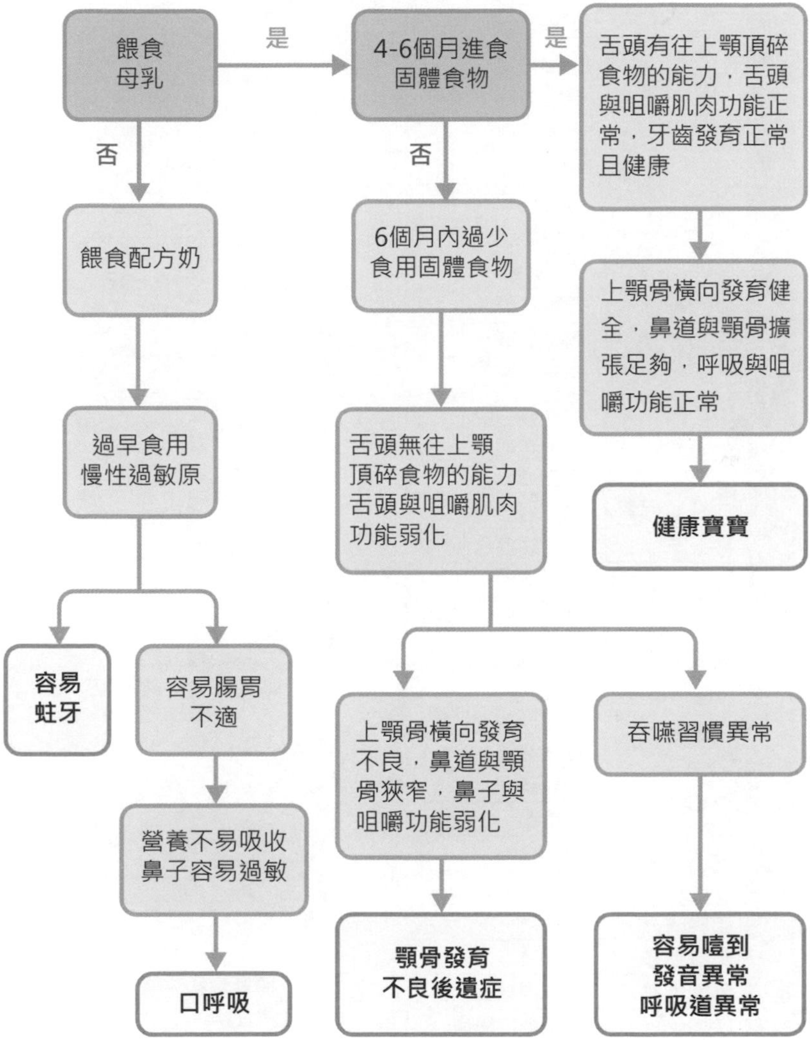

小寶貝的口腔與身體健康（氧氣與高度酸性的影響）

類別	因素	項目
供氧不足	環境因素	工業革命 雨林破壞 溫室效應
		通風不良
	呼吸道因素	顎骨狹窄
		鼻子過敏
		用口呼吸
		狼吞虎嚥
		睡覺打鼾
		彎腰駝背
		空氣汙染
		抽菸/二手菸
		肺部疾病
	血紅素因素	貧血
		女性月經
		出血性疾病
	血管因素	缺乏運動
		慢性疾病
	粒線體因素	缺氧太久
		老化
耗氧過量	人忙	讀書忙、工作忙
		過度勞累
	心忙	煩惱多
		情緒多
	腸胃道毒素	垃圾食物
		慢性過敏原
	肥胖	
高度酸性	胃酸過多	腸胃負擔過大
	乳酸堆積	缺氧與缺少運動
	碳酸	大腦過度思慮
		呼吸淺

顎骨狹窄、鼻子過敏、用口呼吸、狼吞虎嚥、睡覺打鼾 →

咽喉氣道狹窄
(容易缺氧)

↑ 容易
白天嗜睡
感冒、過敏
過動、注意力不集中
異位性皮膚炎

↓ 容易
打鼾、磨牙、踢被子
胃酸逆流、蛀牙
牙齦紅腫
發育不良
（瘦弱、姿勢不良、
骨質疏鬆等等）

↓ 容易
咬牙切齒
自律神經失調

↓ 容易
牙周病
牙齒敏感

↓ 容易
重度牙周病
咬合崩壞
提早骨質疏鬆
慢性病
癌症

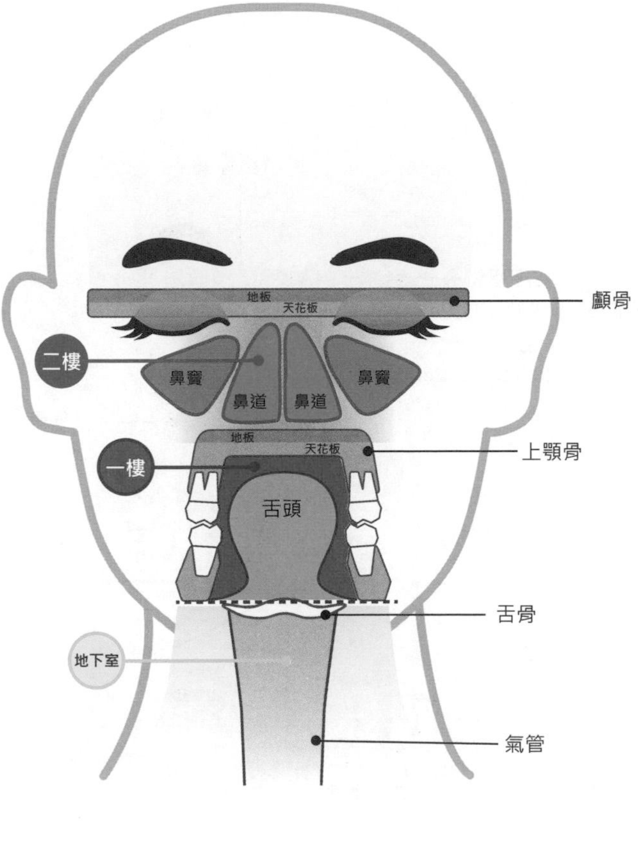

顎骨發育正常正面示意圖

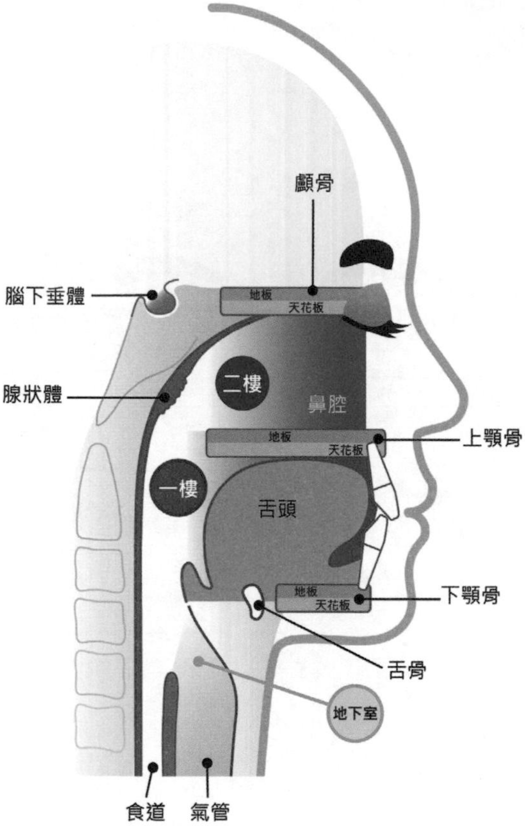

顎骨發育正常側面示意圖

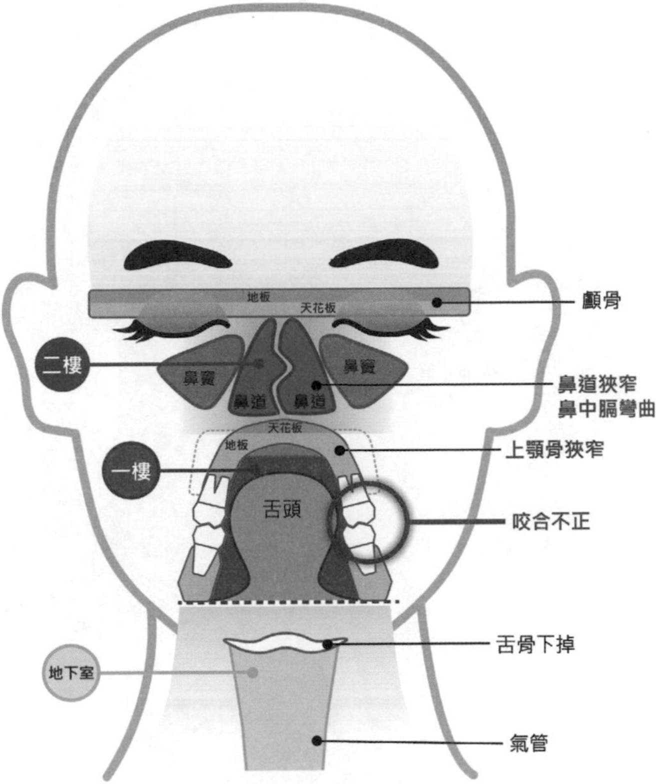

顎骨發育異常正面示意圖

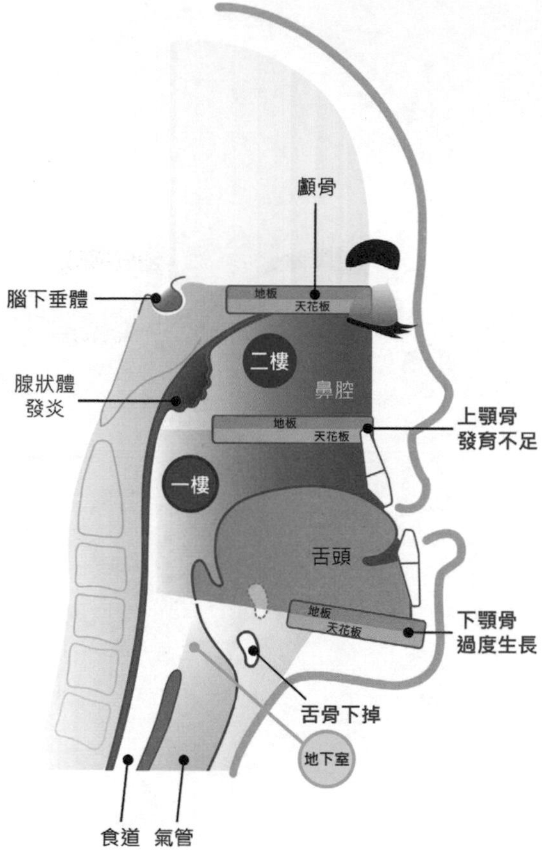

顎骨發育異常側面示意圖——戽斗

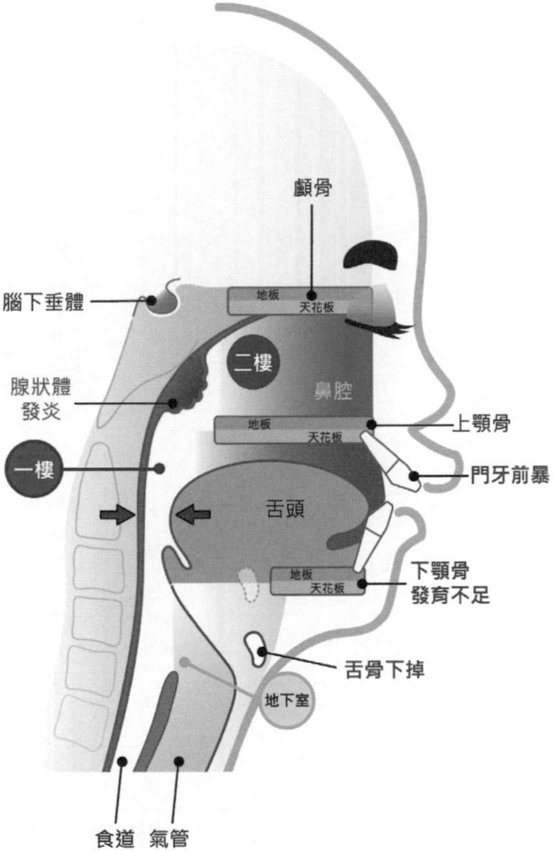

顎骨發育異常側面示意圖——暴牙

Chapter 2

再談咀嚼——病從口入！咀嚼不良引發的後遺症

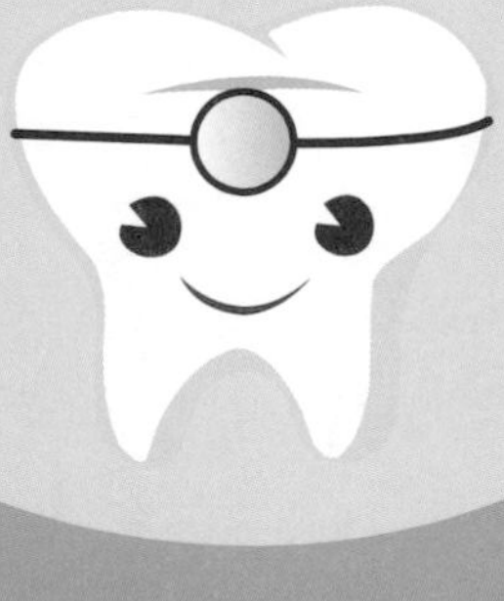

「病從口入」是老生常談，一般解釋為「疾病起於飲食不慎」，本書要談的則是從小錯誤的咀嚼習慣和不當飲食，這會造成牙齒上下顎骨與全身骨架系統的不良變化，以及生理與心理的後遺症。

深深影響孩子成長甚至一輩子健康的關鍵動作——能否細嚼慢嚥

簡單嗎？不！很多人做不到。

什麼是正確的咀嚼方式？為什麼大部分的人無法正確咀嚼？以及該吃什麼食物協助咀嚼？答案其實都不複雜，家長多半只是忽視了嚴重性，沒有及時糾正，日後發現想改正卻事倍功半，如果衷心希望造就孩子美、好、挺拔的外觀，讓他的身心朝向正面發展，在「釀成大錯」之前，就不能不省思並改進養育歷程中的各項做法。

2-1 什麼是咀嚼？人為什麼要咀嚼？

人用嘴巴吃飯，再利用牙齒的物理構造——特有的顳顎關節與牙齒咬合面型態，透過「咬」與「磨」協力切斷與磨碎食物，只是現代人因為過於忙碌，或者沒有太多時間細嚼慢嚥，或者食物愈來愈精緻，往往不需要費勁咀嚼，就可以直接將食物吞下，這樣的習慣會產生物理、化學性的傷害：

一、食物沒有確實嚼碎成食糜

導致吞到胃腸的顆粒過大，特別像是高纖菜梗或是堅果類食物，既可能刮傷胃壁，也可能造成消化不良。我有很多病人是素食主義者，長年吃素加上生性節儉，進食菜梗沒有確實嚼碎，又為了吃光飯菜，不在意食量是否過多，壓迫胃部容納空間，蠕動效果不佳。如果刷牙再過於用力，口中就多半有牙齒齒頸部磨耗，以及胃食道逆流引起口內酸性值偏高的情況。

二、沒有分泌足夠唾液

食物在嘴巴裡面進行咀嚼動作的同時，會促進唾液的分泌，充分咀嚼會增加唾液分泌，被牙齒切斷與磨碎的食糜與唾液均勻混合，濕滑的食糜也比較容易吞嚥到食道再進入胃部。

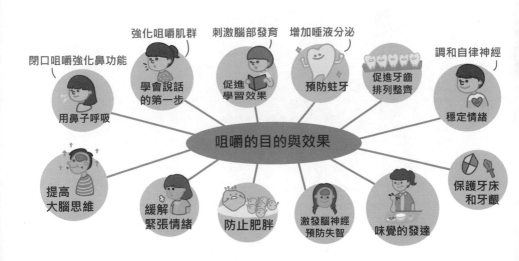

唾液中有消化酶可幫助消化，米飯和麵包中的澱粉是由比蛋白質大上百倍的分子所構成，在胃腸不容易被分解。但是唾液裡的澱粉分解酵素，協同胰臟分泌澱粉酶，可將澱粉分解成更小分子的葡萄糖，就比較容易從小腸進入血液被吸收，減輕胃部的負擔。

但咀嚼不完全時，作用就失效了，反而是食物表層的醬料、油脂與小分子糖分被吸收，造成肥胖。

唾液的重要：

1. 抗衰老與保年輕：腮腺激素強化肌肉、血管、結締組織，促進骨骼、軟骨和牙齒的活力。
2. 保護胃部：中和胃酸、修補胃黏膜。
3. 幫助消化：澱粉酶分解澱粉成麥芽糖，再進一步分解成葡萄糖。
4. 解毒與防癌：過氧化酶、過氧化氫酶協助消除食物中的亞硝胺等致癌物質。
5. 保護牙齒琺瑯質：口內pH>5.6時，會有足夠的鈣和磷離子，可在牙齒表面完成修補工作。
6. 抑菌和殺菌功能：黏液、過氧化酶可以抑制或殺死細菌。

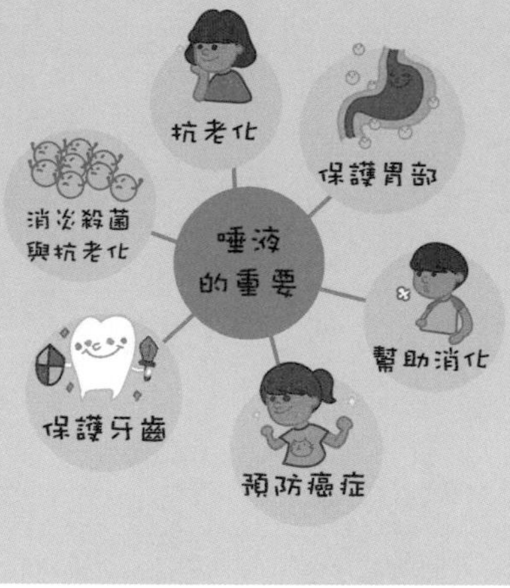

促進唾液分泌的方法——細嚼慢嚥

「盡終其天年，度百歲乃去。」兩千年前《黃帝內經》描述的理想人生壽數，衍生出中醫「嚼湯喝飯度天年」說法。所謂「嚼湯喝飯」是指湯水和飯菜入口應盡量咀嚼，讓嘴裡的唾液與之融合，分泌消化酶，使飯菜化為細漿，自然順暢地吞下肚。嚼湯喝飯之理，來自中國古代文明，亦即民間「細嚼慢嚥」的咀嚼與吞嚥方法。中華民國牙醫師公會全聯會推出的「健口瑜伽操」（請參考http://www.cda.org.tw/cda/media_detail.jsp?mdid=12）不僅可以訓練頭、頸與肩不同部位，提升咀嚼功能，還可按摩唾液腺刺激唾液分泌，幫助消化。

牙醫師公會全國聯合會設計健口瑜伽操，建議老年人一天做三次，在每餐飯前練習，每次約三至五分鐘，就能增加咀嚼肌力量，促進吞嚥功能，促進唾液分泌、防止口腔機能退化。

動作說明：首先是頭頸部運動，頭分別往前、往後、往左、往右轉，接著臉部做鬼臉，整張臉用力瞇起來如包子般，然後再放鬆，直到臉部出現刺麻感。接著雙頰鼓起再吞口水，重複幾次。舌頭也要運動，在口腔內往前、往後、往左、往右再繞圈圈。為了促進唾液分泌，可用手指按摩耳朵下方。

2-2 咀嚼習慣與身體的相關性

一、**血氧量降低**：用餐咀嚼時，如果吃太急或邊嚼邊吞，容易忘了用鼻子呼吸或吸氣不足，造成血氧量降低，吃飽飯後容易想睡等問題。

二、**關乎牙齒**：咀嚼時，食物被強力（以最大每一平方公分是體重二至三倍的力量）碾碎為細粒子後，吞入胃中。咀嚼的力量傳達到所有正在咀嚼咬合的牙齒，並深入到支撐牙齒的牙周韌帶纖維（膠原蛋白纖維，連接牙齒到骨頭）以及顎骨的細胞。吃得很急，急到本體感覺接受器發現咬到硬物而作張口反射動作的反應時間都不夠，往往就必須付出牙齒咬裂的代價。

三、**關乎胃酸逆流，酸蝕牙齒**：通常患者早已因為咀嚼習慣不好，造成腸胃的嚴重負擔，演變成胃食道逆流，長期酸蝕的結果會使牙齒變黃、變暗，還會造成口臭。

四、**關乎紓壓，促進副交感神經**：副交感神經可促進唾液分泌，唾液分泌愈多就愈能促進消化，所以仔細咀嚼就能活化副交感神經，減少腸胃負擔，若飯後馬上開始工作或活動，則會活絡交感神經，阻礙食物的消化吸收，因此吃完飯休息一下是為了幫助消化，而不該是因缺氧而想睡覺。

放鬆時，副交感神經作用，所以會從耳下腺和顎下腺分泌大量唾液。相反地，如果感覺緊張，身體就由交感神經控制，只會從舌下腺分泌較為黏稠的唾液（緊張的時候會感覺口渴就是這個原因）。有人說要消除緊張可以吃口香糖，因為嚼口香糖可以刺激臉頰黏膜，促進分泌清澈的唾液。

五、關乎食物酸化：此狀況通常發生在小孩身上，就是食物含在口中，太久不咬也不吞，動作慢吞吞，造成食物在口中酸化，直接危害牙齒。

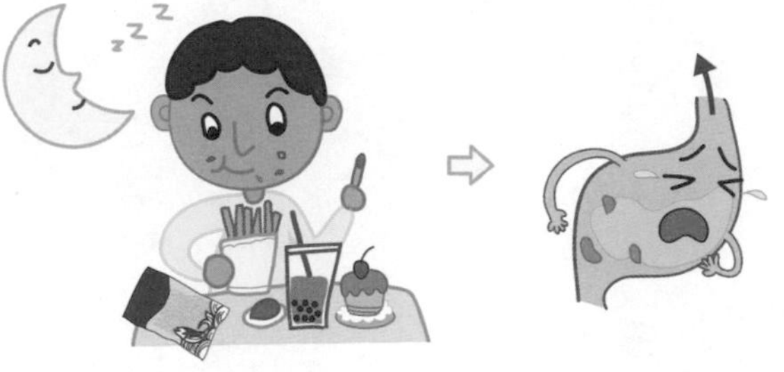

咀嚼習慣不好，急著咬急著吞、吃宵夜都會造成腸胃負擔而產生胃食道逆流

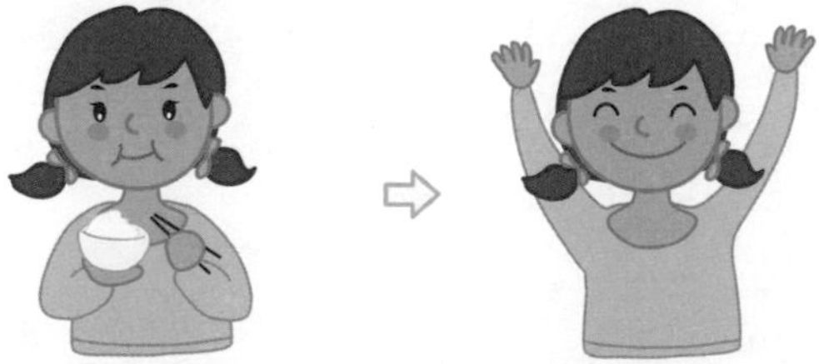

細嚼慢嚥可以促進副交感神經作用，不僅心情愉悅還可使唾液分泌多保護腸胃

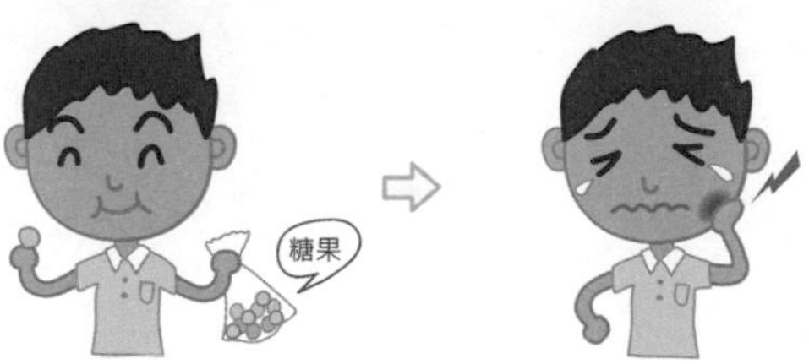

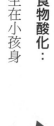

食物含在口內過久造成食物酸化直接危害牙齒

為什麼小朋友會含著食物咬卻不吞下？

常常可以看見小朋友將食物含在嘴巴裡慢慢咬卻不吞下，一餐飯吃一個小時，怎麼催促都沒有用，食物在嘴巴裡久留，酸性容易造成蛀牙，怎麼會這樣呢？第一個原因，是爸媽沒有讓小朋友模仿正確的咀嚼動作，父母急著咬急著吞，小朋友沒有模仿成功，就不太會咀嚼。另一個原因，就是顎骨的發育不理想，讓牙齒排列成不容易咀嚼的位置，小朋友咬不碎，本能就不吞下，如果還有電視、玩具等誘惑，心不在焉，更容易將食物含在嘴巴裡久久不吞。

2-3 從小養成正確咀嚼動作，才有機會養成理想的吞嚥習慣

食物要能夠在舌頭往上頂的過程中，在咽喉部位產生副壓，才會啟動吞嚥反射，讓食物順利進到食道。精密且巧妙的過程中，千萬不能過急。因為吃太大口，吞嚥過程產生異常的肌肉張力，容易讓食道的功能失誤，進而造成誤嚥性肺炎。若是邊咬邊吞，舌頭因為要讓空間給口腔裡的食團，也會發生同樣的危險；而且吞入食道的食物可能未確實咀嚼，造成腸胃負擔，邊咬邊吞，氣道大部分時間要緊閉，沒辦法在咀嚼過程正常呼吸，容易造成血氧量偏低，造成餐後想睡

覺，以上都是對身體健康產生負面影響的習慣。

細嚼慢嚥可以確實將食物磨碎，同時促進唾液分泌，有利食物的消化吸收，讓呼吸順暢，兩者都能活化副交感神經。狼吞虎嚥不僅傷胃傷腸，也因為急，反而過度激化交感神經。原本希望進食後促進腸胃蠕動的副交感神經受到抑制，而過度激化交感神經，等吃完飯後，副交感神經作用時，人就容易昏昏欲睡了！

務必培養小朋友正確的咀嚼與吞嚥習慣，這對小朋友一生的健康有著決定性的影響，不僅一定要小口小口餵食，大人們也一定要做好示範，讓小寶貝養成小口吃飯，細咬慢嚼，確實將食物磨碎，與唾液均勻混合，這樣產生的吞嚥反射才會安全。另一方面，孩子也透過觀察大人們咀嚼時的臉部表情，模仿學習細嚼慢嚥的習慣。

狼吞虎嚥與邊咬邊吞會造成上下顎骨發育不良，使舌頭的活動空間不足，舌頭習慣往後下方較大的空間移動時，就開始影響到舌頭的功能，包括說話時的發音、睡眠時是否打鼾，甚至顳顎關節是否疼痛等等，這些部分第四章續做詳細說明。

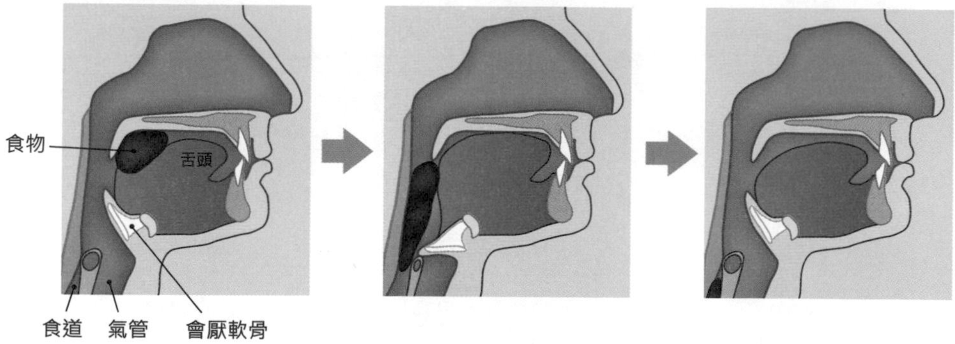

吞嚥過程示意圖

2-4 有人沒辦法咀嚼？咀嚼不良的後遺症

咀嚼次數不足會導致顎骨發育不良、吞嚥動作錯誤、鼻過敏、口呼吸，甚至彎腰駝背，以下說明影響咀嚼的原因：

首先，從剖面圖來看牙齒的咬合（如下圖），在理想的顎骨中，上顎的牙齒咬合面呈現弧形，其中關鍵是內側的咬頭比較低，外側的咬頭比較高，吃東西的時候，可以正常的咬加上磨，以及左右咬。理想的狀況是弧形對弧形，斜面對斜面，可以咀嚼，將食物咬碎。

顎骨正常發展·咬合正確位置

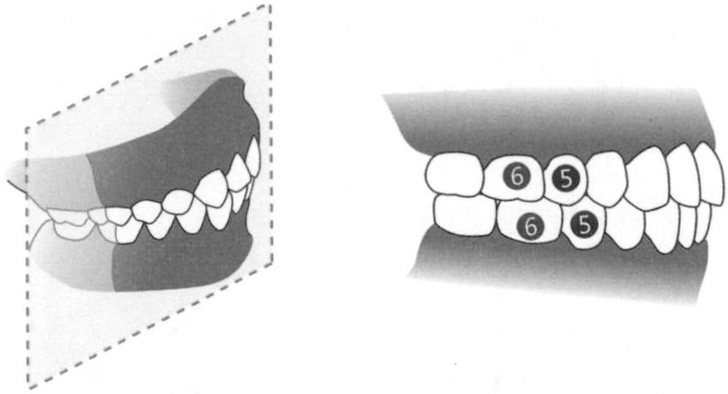

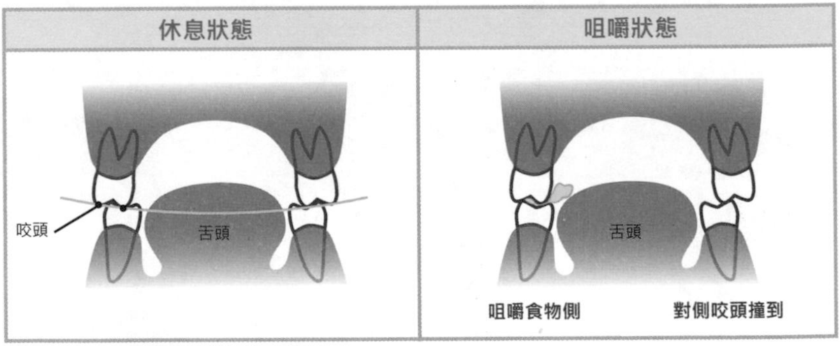

理想的顎骨中，上顎的牙齒咬合面會呈現弧形，其中關鍵是內側的咬頭比較低，外側的咬頭比較高

咀嚼習慣不良的後遺症

一、顎骨寬度不足（左右向）

顎骨寬度不足除了影響鼻子功能外，還會影響牙齒的正常咬合，顎骨寬度正常的情況下會往外翻一點，此時牙齒也會稍微往外翻一點。可是如果骨頭發育不足變得很窄，上顎的大臼齒區就會往外飆著長，當牙齒往外飆著長時，造成弧形太過往外歪斜，咀嚼的過程中，牙齒就無法正常地咬加磨，因為要磨的時候就會撞到，所以乾脆只上下咬，就像老鼠吃東西一樣。

二、顎骨前後位置不對（前後向）

◎戽斗

在正常咬合狀況下，上面的第一大臼齒6會咬在下面的第一大臼齒6，而戽斗的病人下顎的牙弓

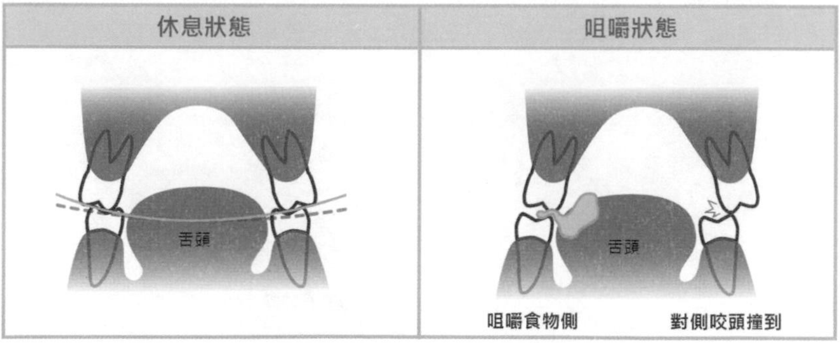

比較前面，也就是上面的第二小臼齒5會咬在下面的第一大臼齒6，上面窄的咬到下面寬的。一般來說，兩顆第二小臼齒5的距離會比兩顆第一大臼齒6的距離還短，因為戽斗的關係，上面的第二小臼齒5就對到下面的第一大臼齒6，下排牙齒為了要咬到上面牙齒所以會往內倒，前後向不對，咬合就不對，在磨食物的時候，只有其中一邊牙齒咬得到，另一邊咬不到，所以只能上下咬。

◎暴牙

暴牙剛好和戽斗相反，所以暴牙理論上，整個上下牙弓移位，變成上面的第一大臼齒6咬到下面的第二小臼齒5，通常暴牙的病人上顎弓窄，下顎弓則窄

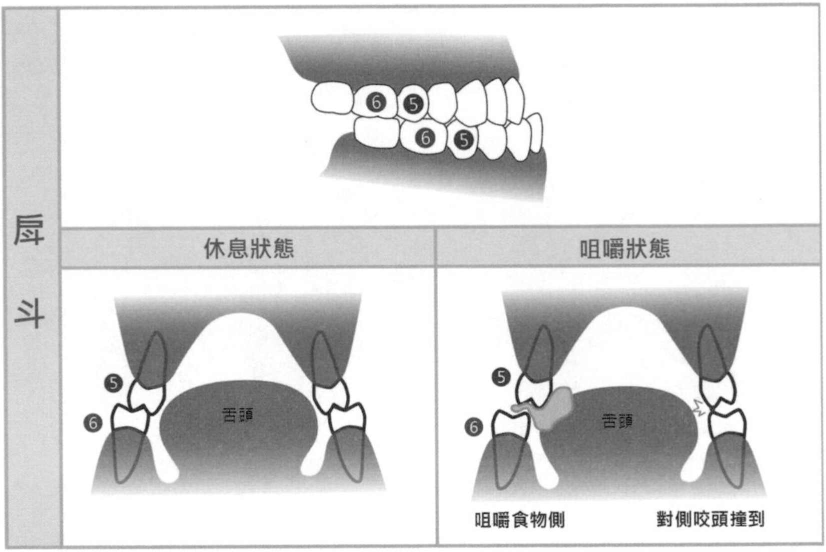

或正常。

暴牙的病人有兩種，第一種是單純上面比較寬，下面狹窄的暴牙，這樣的病人下巴小；而另一種是鼻子不好，這樣的病人上顎弓狹窄，前面牙齒往外暴，但後面往內縮。上寬下窄，上6咬到下5，所以兩側都是裡面比較高，變成從外往內長，這樣的病人沒辦法磨，只能上下咬。

大約有七成比例的人有

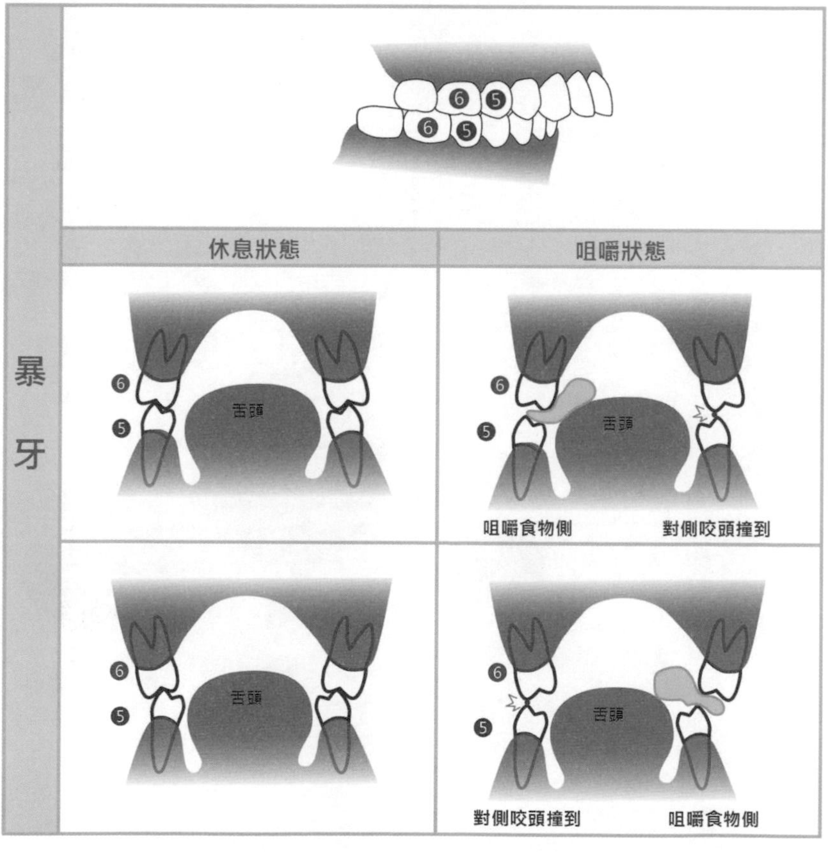

齒列不整或咬合不正問題，這些病人無法完整的咀嚼。除了因為鼻過敏造成身體發育不理想，糖、加工製品造成鈣質吸收問題，加上缺乏運動、缺乏晒太陽的機會，身體的鈣質不夠，硬度不夠，所以顎骨的變形更嚴重。綜上所述，異常咀嚼、口呼吸、骨密度是影響孩子未來的三大關鍵問題。

2-5 未來國民身體最大的問題：骨質疏鬆

曾有兩位年輕女性病人到診所來評估牙齒矯正，雖然牙齒排列的問題不一樣，卻有一個共同點，就是牙齒的骨頭有鈣質流失與骨質疏鬆的現象，首先是下顎骨頭空洞化，可以看到兩位病人的下巴骨頭橫截面，表層的皮質骨顏色很白，顯然鈣質充足，但裡面的海綿骨頭則黑黑如也，與其中的血管相比較，海綿骨的鈣質與血管內的鈣質幾乎差不多，少得可憐！

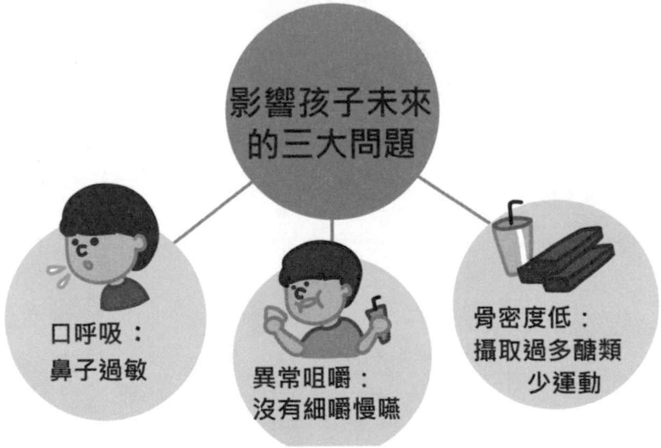

其次，兩位年輕女性下門牙區的下顎骨頭橫截面可以看到很明顯的腰身，表示牙根下方支撐的齒槽骨頭已萎縮，在我的前一本書《牙齒有毛病，身體一定出問題！》裡提到，鈣質流失對矯正治療的影響非常大。從側頭顱X光來看，這位女孩已經錯過十五歲以下牙齒矯正，甚至九歲以前功能性矯正的機會，而目前能做的不是因為暴牙而趕緊拔牙矯正。因為一旦拔牙，上下門牙的牙根周圍已經沒有

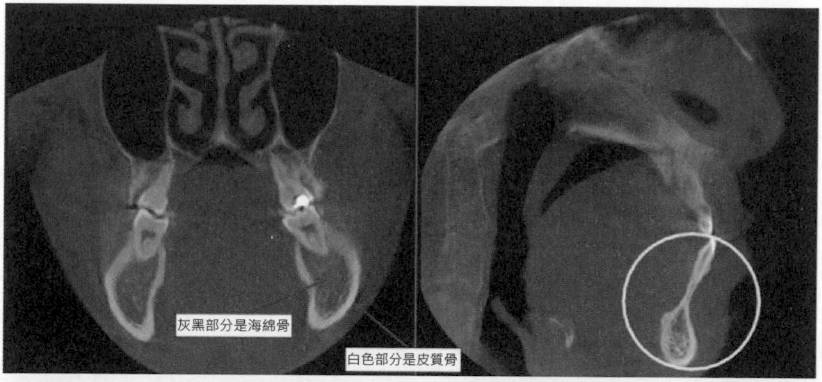

灰黑部分是海綿骨
白色部分是皮質骨

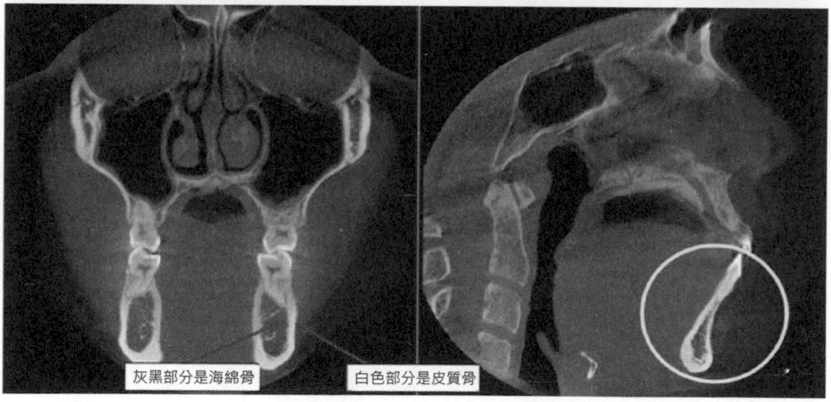

灰黑部分是海綿骨
白色部分是皮質骨

足夠的骨頭可以提供牙齒移動，當然，醫師可以使用骨釘硬拉，只是經過長久的矯正治療，未來出現牙周病的機會很大，特別是缺乏運動與過度勞累的時候。

再思考另一個問題，拔牙矯正的過程，門牙可以往後移動，表面是美觀了，可是舌頭活動空間勢必壓縮，整個舌頭必須往咽喉移動，最後擠壓咽喉部位的氣道，長時間影響呼吸，慢性疾病以及缺氧罹患惡性疾病的機會可能增加。

時下不少女性因為愛美，不晒太陽又不愛運動，以至於年紀輕輕就骨質流失，不只年輕女性，男性也有類似問題。一般下門牙的前後寬度大約六～七公釐，牙齒初始是從齒槽骨頭萌發出來，也就代表齒槽骨頭厚度應該要超過七公釐以上。以下是我診所一位年約十八歲帥哥的X光片，他的骨質疏鬆很嚴重，在下顎門牙的齒槽骨頭的厚度，已經不到兩公釐。

您震驚嗎？不要懷疑，飲料、零食、冰品冷飲與大魚大肉，加上缺乏運動與晒太陽，連小朋友也出現鈣質嚴重缺乏的現象，下一代的

矯正拔牙後，舌頭後退氣道變窄。

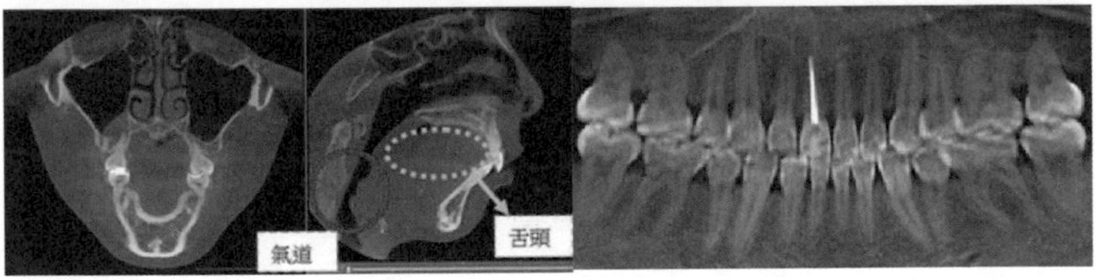

健康在慢慢流失中，但家長似乎還沒有發現！

因此，雖然骨質密度在二十五歲之後才會逐年流失，但是我建議年輕讀者們，不到二十歲就要開始替自己保存骨本了，方法是開始養成規律的運動，趁清晨陽光溫和的時候慢跑十到二十分鐘，傍晚太陽下山前，含口水快步走半小時以上，同時運動與練習鼻功能，然後補充鈣質與膠質（大骨湯、魚湯、雞腳、豬腳、木耳等富含膠質的食物）。國民健康局有一份非常棒的資料——骨質疏鬆臨床治療指引——非常推薦各位讀者看。

齒顎矯正的夢魘——牙根吸收

牙齒必須在齒槽骨頭內移動，就像車子必須走在馬路上，如果骨質嚴重流失，牙齒的移動會被限制住。牙齒分為表層硬度較硬的「皮質骨」與內層硬度較低的「海綿骨」，從X光可以看見牙齒的牙根與齒槽骨頭的相對關係，牙齒的移動會被限制在硬度較高的皮質骨範圍內。當需要整顆牙齒移動時，醫師必須先評估皮質骨對於牙根移動的限制，才可以準確地預估矯正成果。

現在的孩子飲食過於精緻，且嚴重缺乏運動，加上飲料與零食造成糖分攝取過多，影響鈣質吸收，年紀輕輕就開始出現骨質流失的現象，所以矯正治療時間不僅因此拉長，且矯正結束後也容易因為骨質繼續流失，日後會較一般人容易有牙周病的問題。

當然，上呼吸道不暢通，造成長期缺氧，進一步導致粒線體缺乏，骨細胞再生力不足，而缺乏骨細胞也許正是骨質疏鬆的關鍵原因。

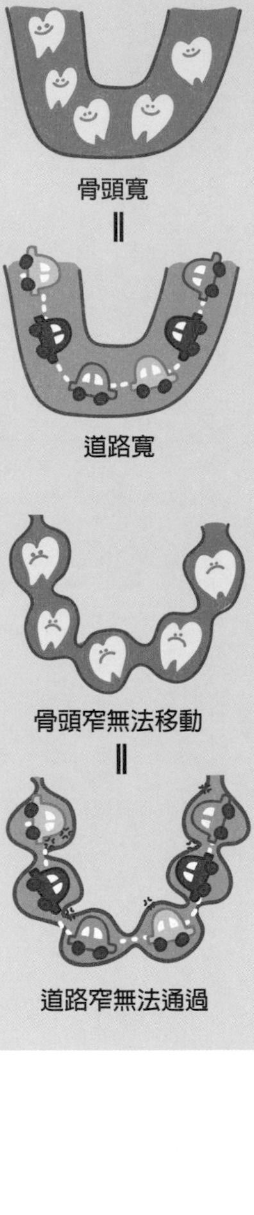

現在是一個零食比正餐貴的異常時代，鱈魚香絲比便當貴、飲料比礦泉水便宜，媒體熱衷報導美食，下午茶飲食習慣流行，網路團購盛行，很多人因此愛吃甜點、高熱量的加工食品。人體的血糖值太高，大量葡萄糖、鈣、磷和鎂從尿液中排出，低鈣、低鎂刺激甲狀旁腺素分泌，引發

溶骨作用，導致骨質中的鈣游離出來。

胰島素缺乏或分泌不足也會影響骨質形成和轉換，使骨密度下降，導致骨質疏鬆。一旦糖尿病併發腎功能損害，容易出現低鈣高磷的現象，降低活性維生素D合成，影響腸道對鈣質的吸收，加重骨質疏鬆的程度。

吃甜食未必與骨質疏鬆有直接關係，但如果沒做好血糖控制，人體長時間處於高血糖狀態，骨頭中的蛋白質就像泡在糖水中一樣，會出現糖化、脆化的變性現象。

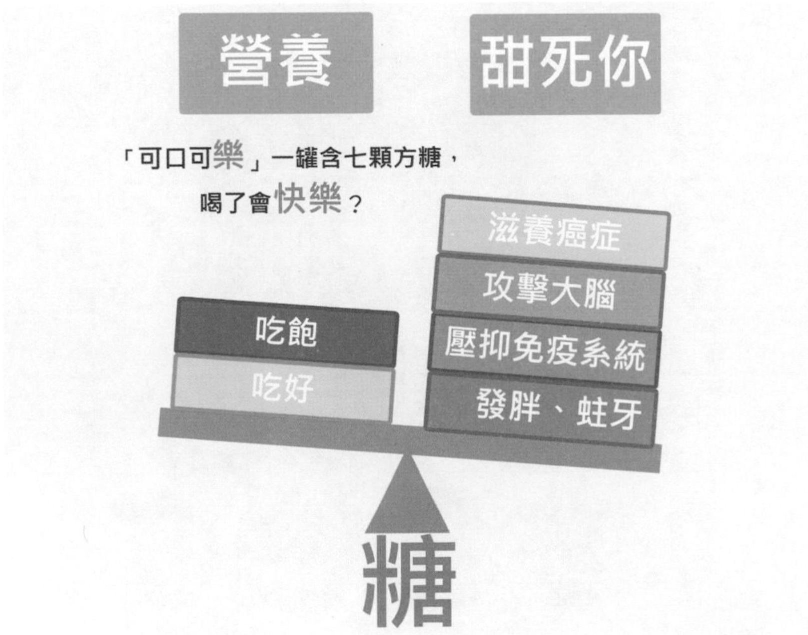

吃糖會變笨

洛杉磯大學加州分校(UCLA)研究人員的老鼠實驗指出，攝取含糖飲料與缺乏 omega-3 脂肪酸的食物，老鼠在迷宮表現上明顯變差，原因是喝糖水造成血糖濃度居高不下，造成胰島素的作用變差（報導採用「胰島素抵抗現象」），最後不僅血糖增加，當腦中負責記憶的海馬迴也因此產生胰島素抵抗現象時，學習與記憶能力就變差，下場就是變笨，解決之道是少吃甜食，多攝取魚油和堅果等富含魚油(omega-3)的食物！

（摘自泛科學網站，原文請參考 http://pansci.tw/archives/58745）

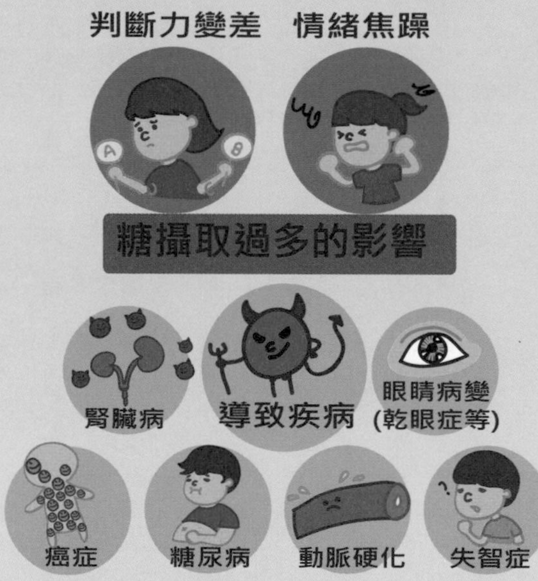
判斷力變差
情緒焦躁
A
B
糖攝取過多的影響
腎臟病
導致疾病
眼睛病變
(乾眼症等)
癌症
糖尿病
動脈硬化
失智症

2-6 有助咀嚼訓練的好食物

能夠促使牙齒咀嚼的食物首推蔬菜，尤其以胡蘿蔔、芹菜、卷心菜、菠菜、黃瓜為佳。常吃蔬菜可使牙齒中的鉬元素增加，增強牙齒硬度和牢固度，並可提高蛋白質的吸收率。討厭吃蔬菜的孩子，牙骨密度比正常吃蔬菜的孩子低，不僅各種維生素和微量元素攝取得少，易患營養缺乏症，使免疫力和健康水準迅速降低，還會影響蛋白質的吸收量。常吃蔬菜還能防蛀牙，蔬菜含有百分之九十的水分和豐富的纖維素，咀嚼時可稀釋糖分，改善口腔環境，抑制細菌生長；另外，纖維素還有清潔牙齒的作用。

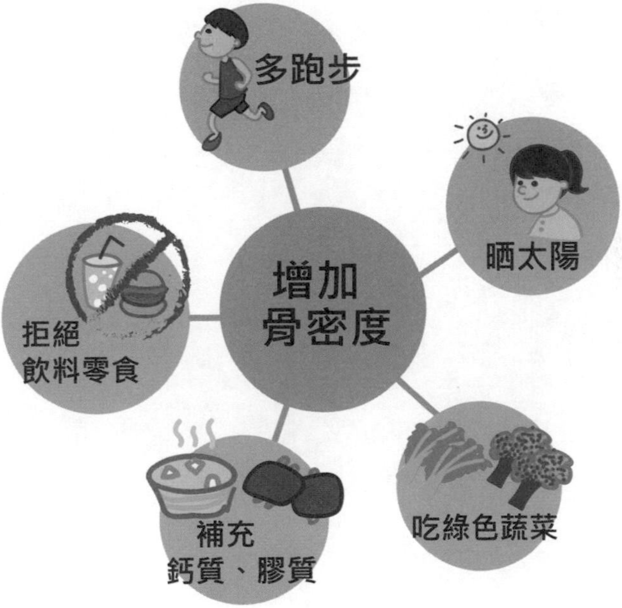
增加骨密度
多跑步
晒太陽
吃綠色蔬菜
補充鈣質、膠質
拒絕飲料零食

拒絕加工食品

建議大家食用全食物（Whole food），什麼是「全食物」？我從「癌症關懷基金會」網站上找到的中文介紹：

「全食物」，就是天然完整、未經加工精製的食物。在食物最原始的狀態被攝取，能得到極高的營養價值。如蔬果、豆類、堅果及全穀類等，保有人體所需的完整營養，皮和籽更是含量豐富。此理念與衛生署新訂的飲食指南與指標中「全穀雜糧當主食，多用原態食物少精製」的原則一致。而單一食物無法帶來理想的抗癌功效，把握當令、均衡、多元三大原則攝取全食物，減少不必要的烹煮加工程序，讓各種營養素搭配發揮協同綜效。

（上文摘錄自http://cancercarefoundation.com.tw/careadd.php）

要遠離加工食品的誘惑實在不容易，例如，大家明明知道速食是不健康的食品，可是經由廠商大量的廣告與行銷，甚至搭配贈予或販售兒童玩具，不知不覺中，速食店已經變成生活的一部分，無論會面、聊天、生日聚會、甚至K書，都脫離不了速食店文化。

每個人心裡都有個小孩，所以偶爾買一下零食，偶爾去一下便利商店，特別是冰淇淋，連我也很難抗拒誘惑而買來給自己和家人吃，只能說不可能完全不接觸這些加工食品，只要三餐飲食盡量採用全食物的概念，偶爾攝取零食、甜品，危害相對也低一些；

零食：
「草莓巧克力棒」沒有草莓也沒有巧克力
「紅蟳棒」沒有紅蟳
「荔枝椰果」沒有荔枝
「草莓巧克力」沒有草莓
「雞蛋布丁」沒有雞蛋
「水蜜桃薄荷糖」沒有水蜜桃

火鍋料：
「蝦球」沒有蝦子

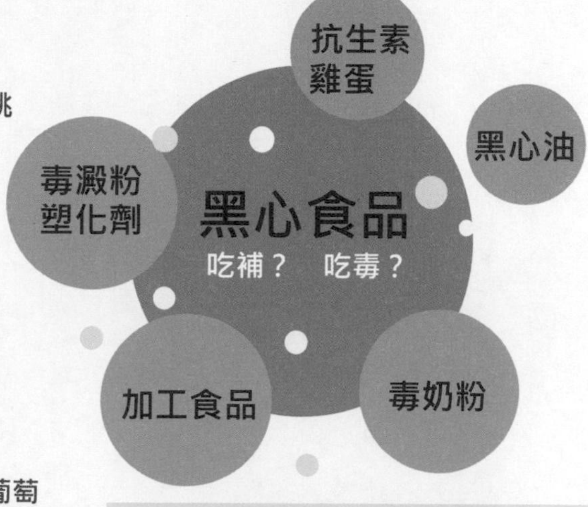

黑心油：
「花生油」沒有花生
「橄欖油」沒有橄欖
「辣椒油」沒有辣椒

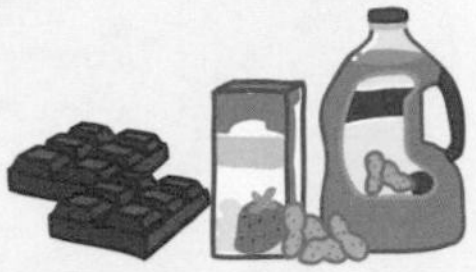

黑心飲料：
「白葡萄氣泡香檳」沒有白葡萄
「草莓調味保久牛乳」沒有草莓
「蘋果奶茶」沒有蘋果
「水蜜桃果茶」沒有水蜜桃

加工製品八成以上都是毒
「老外」(三餐老是在外)的爸爸媽媽
該怎麼辦？

相反的，如果平常就給孩子大量飲料、零食、冷飲與冰品，加上三餐麵包或速食，小孩子不用咀嚼的結果，顎骨弱化，骨骼結構不理想，同時加工食品內含大量添加物，還有大量糖分，都是讓小孩子身體弱化的關鍵！

2-7 咀嚼好習慣為什麼難以建立？

咀嚼這麼重要，但是很多人卻無法建立咀嚼的習慣。排除生理之外的原因，第一是飲食文化改變，「細嚼慢嚥」愈來愈不受重視，現代小朋友喜歡的料理，幾乎都是不需要咀嚼太多次就可以吞嚥的食品，如蛋包飯、咖哩飯、冰淇淋、三明治、炒麵、義大利麵、荷包蛋等。

第二是用餐時間成了人際交流的主要時段，吃飯不講話真不容易。而一般家庭，家人工作、課業繁忙，一大早分別出門，晚上回家晚餐，要不說話氣氛也很奇怪。「食不語」的傳統習慣認為，吃飯時不宜說說笑笑，否則對消化吸收不利，但如今卻有保健專家認為，邊吃邊說話可使一起進餐者交流感情，愉悅的心情不僅能增進食欲，還可興奮中樞神經，從而促進消化液大量分泌，使腸胃能正常地消化食物，但這麼做卻反而容易忽略細嚼慢嚥。

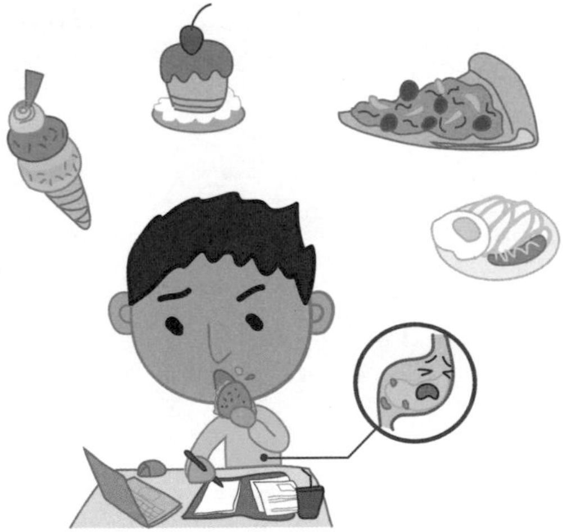

過度精緻的食物、忙碌的生活在在都影響了良好咀嚼習慣的建立

2-8 推廣每餐第一口「咀嚼一百下」運動

珍惜每天的第一口飯菜！每餐的第一口飯，請爸爸、媽媽與學校老師陪伴著小朋友，好好地咀嚼一百下，不僅將食物確實嚼碎，也讓唾液充分分泌出來，促進消化也保護身體。讓孩子每天的第一口飯可體會咀嚼的效果，也感受農夫「粒粒皆辛苦」的食物價值，唯有在意食物的價值，才會珍惜食物，也才願意細咬慢嚼，促進腸胃與身體的健康！

細嚼慢嚥的練習

國民義務教育建議教導學生，每天中午的第一口飯咀嚼一百下，並搭配良好的坐姿進食。咀嚼工作的第一步，要確實固定腳和腰才行。咬合和姿勢的關係非常密切，進食時必須注意保持背脊伸直、端坐，兩腳著地。咀嚼食物是一種運動，也就是作用與反作用力的關係，為了用嘴巴來咀嚼食物，必須要有支撐的力量和反作用力的起點，也就是腳。雙腳確實踩在地上，可維持咀嚼的力道。

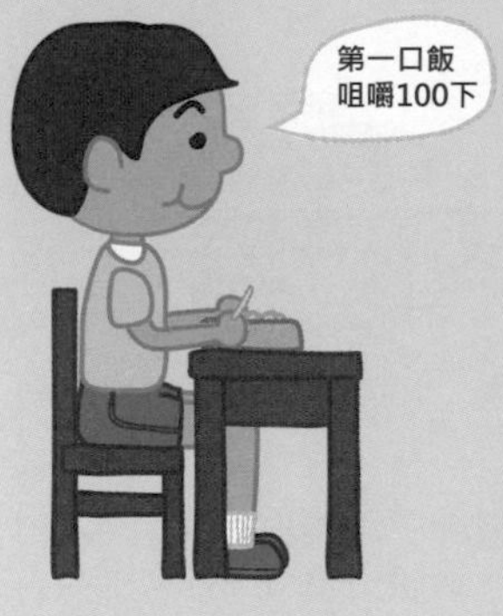

2-9 閉著嘴巴細嚼慢嚥：消化好，減少蛀牙機會

隨時閉嘴巴用鼻子呼吸。嘴巴輕閉，舌頭自然提高，氣道容易暢通，唾液的分泌也會多很多。另外，閉著嘴巴咀嚼，同時食用正確食物，讓唾液分泌足夠，消化更理想，腸胃功能也會因此更健全。若是不自覺讓嘴巴開開，口腔內的唾液就會散失，不僅增加蛀牙的機會，也讓口腔內的病菌增加。

整腸健胃，首重細嚼慢嚥

你是否有類似的經驗：大考時因為太過緊張導致腹瀉，影響表現；或者到國外旅遊，卻無法適應當地環境而便祕。可見大腦會影響我們的腸胃，因此也有人把腸道稱為人類的「第二大腦」。保持心情輕鬆、愉悅，便是腸胃保健的一大重點。此外，邊咬邊吞會導致唾液、胃酸分泌不足，胃腸如何分解消化食物？大塊的食物在體內移動速度必然較慢，在體內停留時間

閉著嘴巴用鼻子呼吸
唾液分泌多

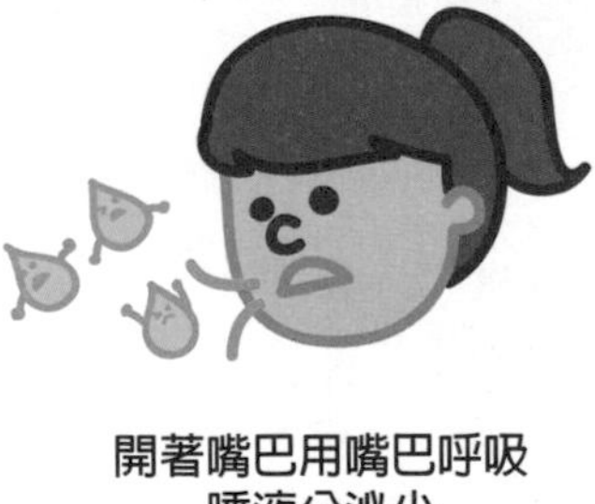

開著嘴巴用嘴巴呼吸
唾液分泌少

就愈長，時間愈長就愈容易腐敗，細菌也容易滋生，當然毛病也就容易發生了。細嚼慢嚥可以讓食物被切割得比較細碎，方便消化，也能刺激唾液與胃液分泌，使得接下來的消化歷程更為順遂。另外，由於腦子在開始吃飯二十分鐘後才會接受到「已經吃飽」的訊息，慢慢吃才能確保飲食分量不會帶給消化系統太大的負荷。

邊工作邊吃飯，當心慢性胃炎找上門

現代人生活忙碌，往往一邊開會一邊吃飯，情緒緊繃、沒辦法放鬆，再怎麼新鮮的食材也嘗不出美味。身體持續緊張，便無法啟動副交感神經，導致消化液分泌不夠，並抑制胃的收縮及蠕動，這時會覺得胃部脹脹的、不舒服，是因為食物囤積在胃袋所致。一旦超過半小時，這些未消化的食物會開始發酵、腐化，甚至產生壞菌，進一步破壞腸道環境。吃飯是件開心的事，保持心情愉悅，使副交感神經活躍，消化力與腸胃蠕

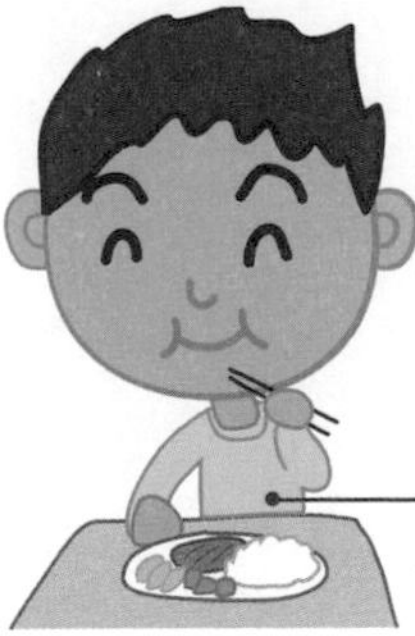

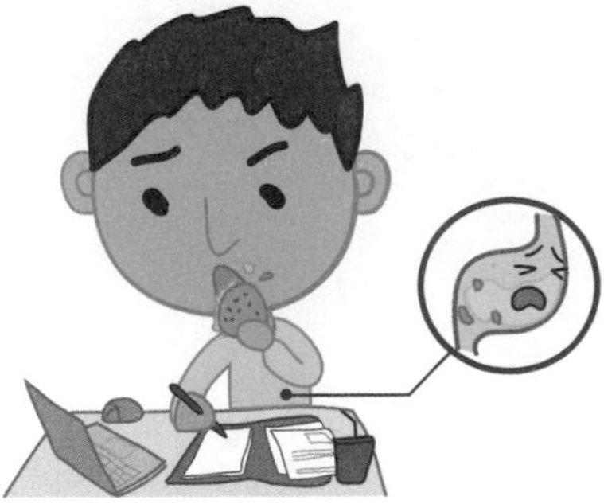

動都會明顯提升。建議在飯前稍微休息一下，沉澱心情，如此一來消化細胞也能做好製造消化液的準備，維護腸胃道健康。

如何成為慢食族？

吃飯皇帝大，找個不被人打擾的環境，好好享受美味！

1. 小口吃飯：太大口會習慣邊咬邊吞，只是先吞下的都是尚未嚼碎的。
2. 細嚼慢嚥：不要因為急著咬急著吞，而只享用到醬料的香味，而是要細嚼慢嚥，品嘗到食材真正的美味。
3. 盡量不講話，可以更加專心細嚼慢嚥。
4. 盡量不要大口喝水或喝湯，不僅容易有飽足感，也容易習慣多吃。

六分飽可多活二十年

英國的動物實驗指出，減少老鼠食量百分之四十，可以讓老鼠壽命增加百分之二十至三十，相當於人類六分飽可以多活二十年，在高度分工的人類社會中，進食量減少是更有必要的，因為現代人咀嚼異常的狀況較多，造成腸胃與牙齒負擔過大，進而造成身體大部分的疾病。

以一餐飯約需二十至三十分鐘的時間來算，每口飯咀嚼平均約六十下，等於每口飯從咀嚼到吞嚥約需一分鐘，以一餐飯約需二十至三十口的飯菜量，加上每口約需一個鐵湯匙可挖取的量為準，就可以估算一個人正常一餐的飲食量，五至六分飽是合理的。

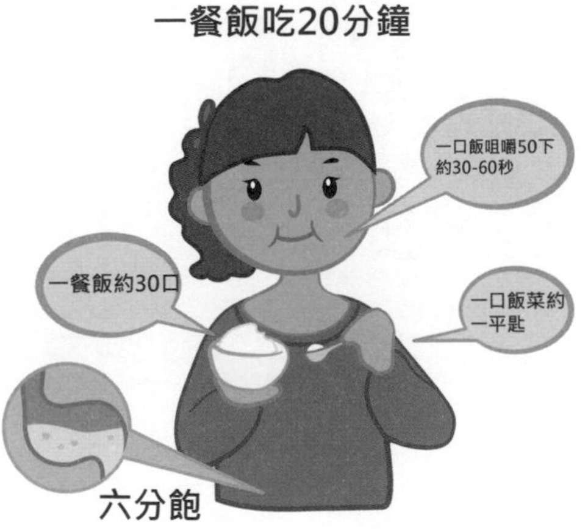

一餐飯吃20分鐘
一口飯咀嚼50下 約30-60秒
一餐飯約30口
一口飯菜約一平匙
六分飽

英國研究指出，人類六分飽可以多活二十年

吃飯的目的是什麼？是要吃飽？吃完？吃好？

吃飯的目的是要讓食物進入身體消化，吸收營養，但是整個社會氛圍異常，導致大家好像非得吃夠本不可，卻忽略了咀嚼的重要性。正確的觀念應該是每口飯菜都要一口一口細嚼慢嚥，這會產生適當飽足感，因為多吃對身體無益。

目前動物實驗階段，已證實吃到飽對身體的傷害很大，民眾應有認知，吃飽、吃撐的觀念是造成現代人罹患糖尿病等各種疾病的主要原因之一。

六一八分飽

- 易有飽足感
- 細嚼慢嚥
- 確實咀嚼
- 品嘗食材美味
- 正確吞嚥

V.S

飯菜太多

- 粗飽
- 吃快一點
- 少咬一點
- 品嘗醬料美味
- 易噎到、易吃到魚刺

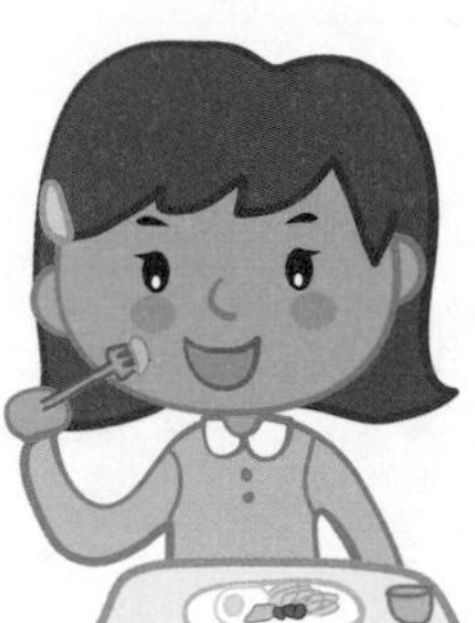

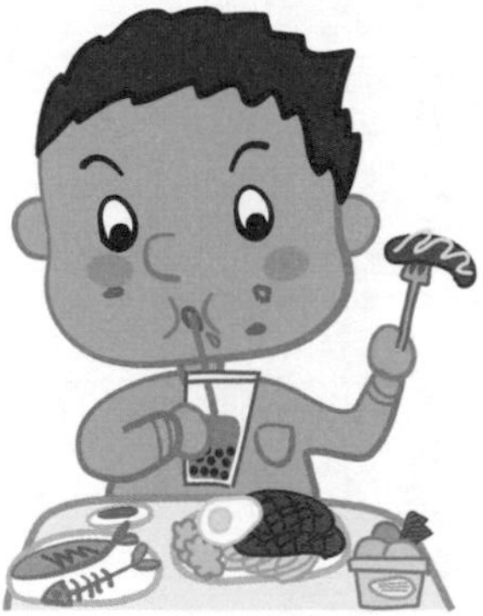

2-10 適度咀嚼口香糖的好處

咀嚼口香糖時，可以先將前幾口分泌的口水吐掉，減少加工製品的攝取，或者可以用蒟蒻作為替代品。

一、保護頭腦：咀嚼口香糖可以刺激大腦海馬體的神經活動更加活絡（有關記憶的形成），提升記憶力，對於高齡者的效果更加顯著。

二、保護心臟：因日常生活中壓力刺激而增強的扁桃體活動，可以藉咀嚼口香糖獲得抑制，壓力可以獲得抒解。

三、保護身體：咀嚼口香糖可使間腦的丘腦下部熱量代謝更加活化。

1. 飽食中樞活化壓抑攝食中樞，不需依賴卡路里就可誘發強烈的食欲意志力。
2. 脂肪得以分解，特別是內臟脂肪，同時脂肪合成也會受到抑制，所以內臟脂肪急速減少。
3. 能提高警覺，同時進行多項工作任務時，咀嚼口香糖能幫助提高工作整體表現，舒緩緊張情緒效果十分顯著，籃球選手多嚼食口香糖就是一例。

Chapter 3

萬病之源——
口呼吸，您的小寶貝
順利呼吸了嗎？

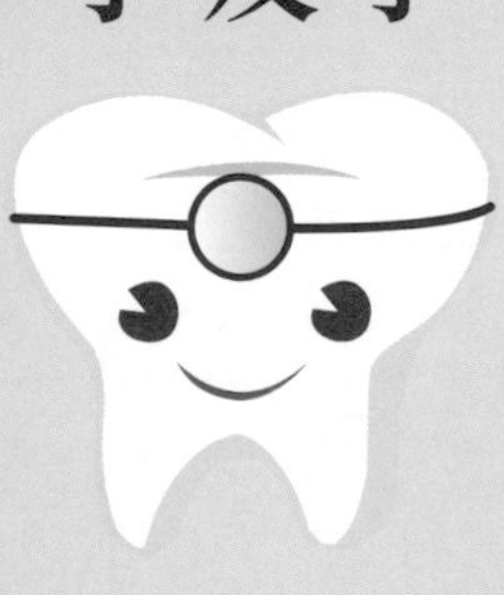

3-1 口呼吸造成戽斗和暴牙，甚至危害生命

什麼是口呼吸？

口呼吸是張口呼吸的簡稱。正常的呼吸動作，主要是胸部的肋間肌與背部的闊背肌，協助胸廓擴張與壓縮，以推動空氣通過鼻腔，完成呼吸動作。人的本能就是用鼻子呼吸，原本嘴巴會自然閉合。然而一旦鼻子阻塞，無法通過鼻子獲得足夠空氣進出肺部，就會轉變成口呼吸。

人是哺乳動物中，唯一可以改用口呼吸的，看似很有彈性，可是對身體的危害就多了。人的呼吸與咀嚼動作都由自律神經系統掌控，大腦雖可接管呼吸動作，例如，做深呼吸，或是暫時停止呼吸，短時間可以改變呼吸頻率，但大部分時間呼吸仍由自律神經系統控制。而用鼻子或用口呼吸，事實上就是身體的自我調控。

在現今環境汙染、加工食品、缺乏晒太陽與外出運動等因素影響下，絕大多數人已經不自覺開始用口呼吸，一旦開始使用口呼吸會打亂自律神經平衡，一個器官受到傷害後接著又影響另一個，環環相扣，影響一輩子的健康。

口呼吸病人的下巴會習慣往下張開，牽動臉部肌肉往下方拉動，不僅同時拉扯中臉部肌肉往

下，也將眼睛下方的蘋果肌往下拉動，造成中臉部肌肉被拉平，甚至凹陷，看起來就比較沒精神，也讓眼下方的淋巴循環受到抑制，產生黑眼圈。中臉部肌肉被往下拉的張力，也抑制上下顎骨的橫向擴張，所以顎骨會變成上下拉長的形狀。

口呼吸習慣後，嘴巴周圍的口輪匝肌會變得沒有力氣，嘴唇容易外翻，年幼時看起來嘴巴翹翹的，很可愛。成年後，豐唇加上些微露齒，是宅男心目中的正妹特徵之一。可是美歸美，性感歸性感，也代表著口呼吸已對身體造成傷害。為了健康，還是多練習閉口用鼻子呼吸，盡量讓血氧量增加，同時養成舌頭往上頂著上顎的習慣，長期訓練讓舌骨上移。

用嘴巴呼吸會使顎骨左右寬度發育不足，外觀上造成戽斗或是暴牙，甚至嚴重的小下巴。用房屋樓層來解釋，假設鼻腔是二樓，口腔是一樓，舌骨下緣為地下室，顎骨發育不良等於一樓多了樓中樓，為了讓嘴巴的空氣通氣量增加，二樓被壓縮（鼻中隔彎曲），導致鼻腔空間變小，鼻功能弱化。

鼻道狹窄

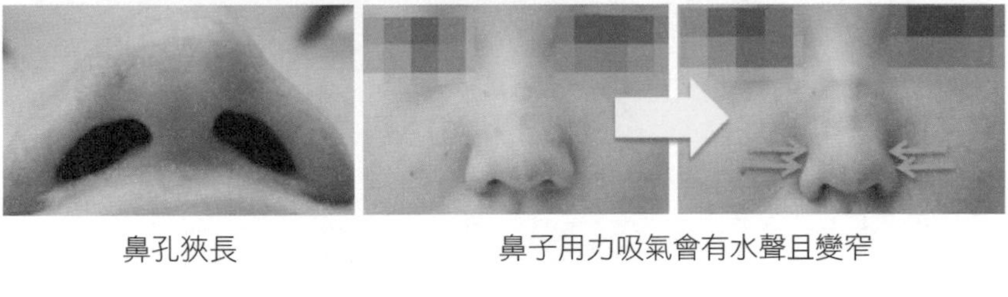

鼻孔狹長　　鼻子用力吸氣會有水聲且變窄

舌頭長時間活動空間不足（大舌頭小牙弓），舌頭就慢慢搬到地下室（舌骨位置低下），舌根周圍的淋巴循環開始變差，水腫情形嚴重，就會有較粗的頸圍，代表水腫與舌頭往後下方移動。如此一來，打鼾就會變得嚴重，一旦出現睡眠呼吸中止症，睡眠時呼吸就會斷斷續續。如果沒有足夠的氧氣進入身體，不僅睡不好，各個器官的功能都會出問題，甚至危及生命安全，例如，心血管急症，甚至猝死。

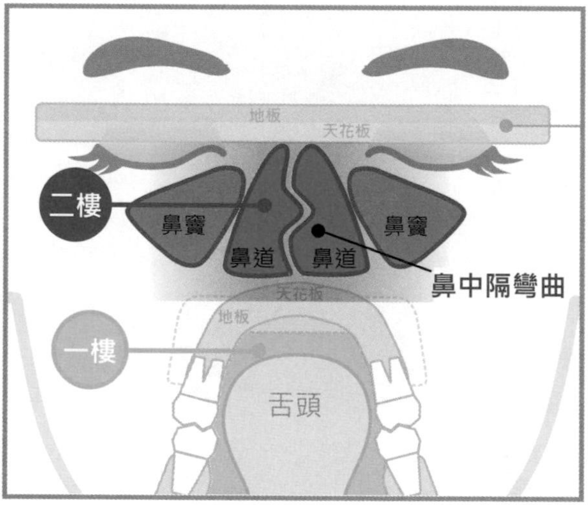

口呼吸鼻腔壓縮正面示意圖

戽斗

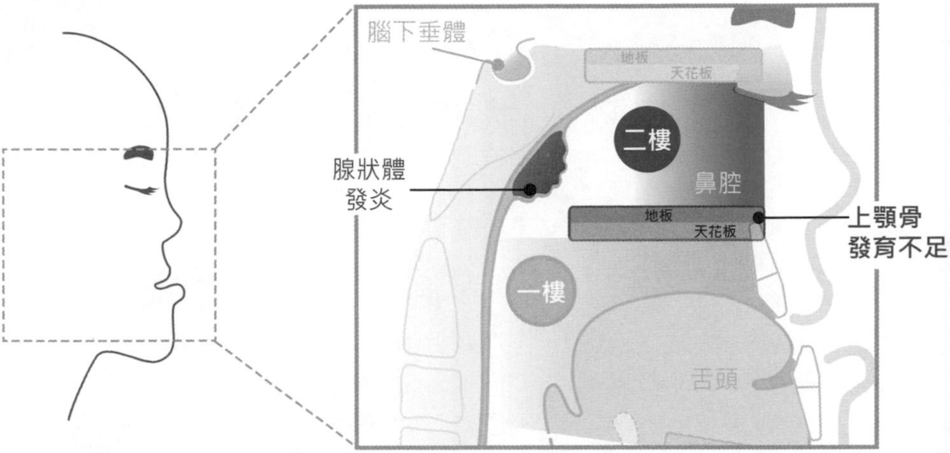

口呼吸鼻腔壓縮側面示意圖（戽斗）

暴牙

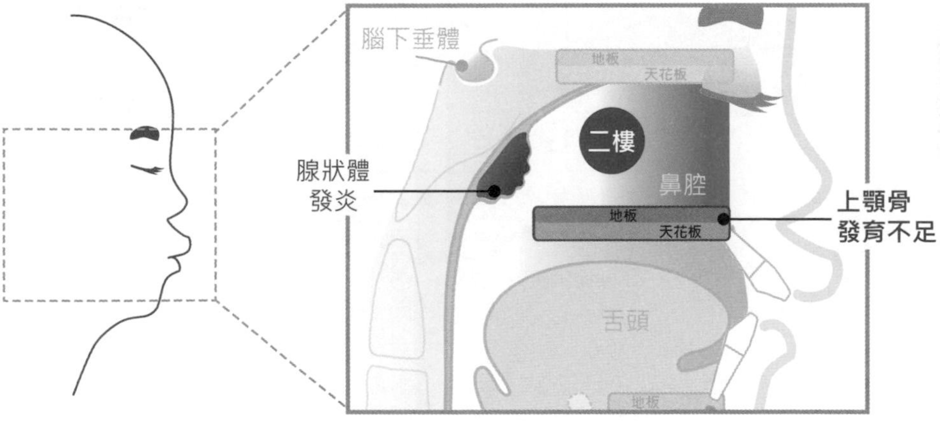

口呼吸鼻腔壓縮側面示意圖（暴牙）

口呼吸症狀自我檢查表

生活影響

- ☐ 起床時會噁心想吐
- ☐ 經常起床時賴床
- ☐ 頸闊肌鬆弛（下巴肥大）
- ☐ 睡覺踢被子
- ☐ 胃酸逆流
- ☐ 白天容易想睡覺或感到虛弱
- ☐ 尿床或夜間頻尿
- ☐ 睡覺容易流口水
- ☐ 起床流鼻水

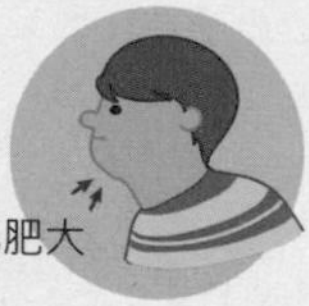
下巴肥大

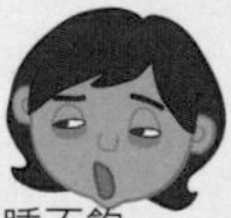
睡不飽

口腔特徵

- ☐ 黑眼圈、中臉部發育異常
- ☐ 嘴巴習慣張開、看起來沒有精神、容易吸入性肺炎
- ☐ 口乾舌燥
- ☐ 夜間磨牙
- ☐ 鼻子過敏
- ☐ 鼻子吸氣時有水聲
- ☐ 鼻子用力吸氣鼻翼會塌陷
- ☐ 舌頭邊緣有牙齒印痕
- ☐ 牙齦紅腫
- ☐ 牙頭蓋住兩側下排牙大臼齒咬合面
- ☐ 經常性蛀牙
- ☐ 過度發育上顎（暴牙）或下顎（戽斗）
- ☐ 張口無法看到懸壅垂
- ☐ 睡眠時出現喘息聲
- ☐ 咬合不正、齒列不整

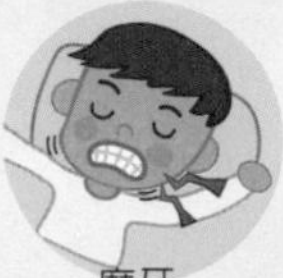
磨牙

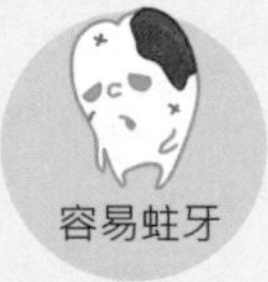

如果您於各類中均有兩項以上症狀，就有可能是口呼吸的病人哦！

趕時間、路途遠等種種因素，使得許多現代人平時出門以車代步，避開走路的辛苦，卻也失去了用腳活動的機會。飲食方面如前一個章節所述，從小學生到上班族面臨著各種壓力，再加上食物的精緻化與吃飯時間短暫等生活習慣，使大家不能細嚼慢嚥，如此一來，牙齒咀嚼磨碎的功能弱化，胃腸變成處理食物的第一線；可惜人不是牛，無法反芻，無法讓牙齒可以重新咀嚼磨碎食物，長久下來，容易全身調節失衡。

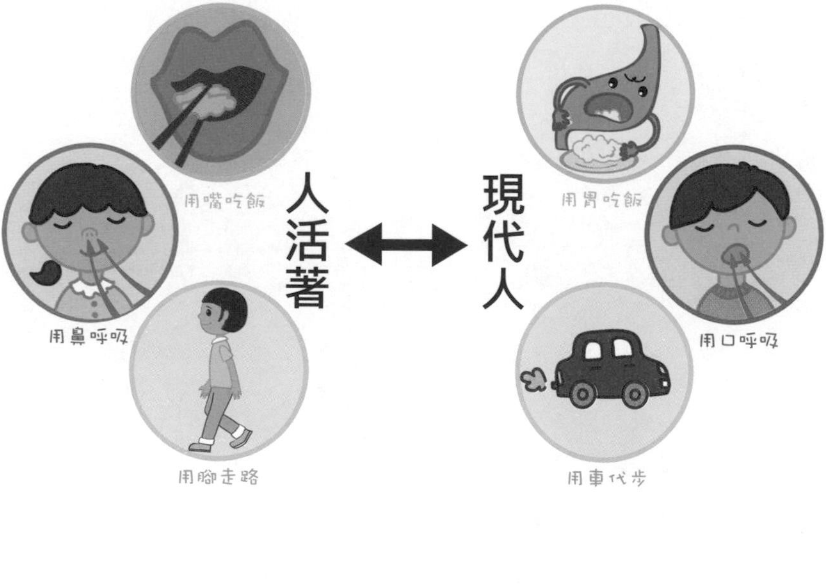

你會不自覺張著嘴巴嗎？

再說，用鼻子呼吸應是最正常普遍的吧？可是，實際上是這樣嗎？大家外出時，不妨觀察走在路上、坐在捷運、公車或高鐵上的人群，是不是大多數的人都不自覺張著嘴巴，特別是小朋友鼻子變得塌塌的，嘴巴變得翹翹的，不是鼻過敏就是容易感冒鼻塞，不僅身體變差了，甚至下半截臉型也變得愈來愈像。

通常變成兩大類型，第一型就是塌鼻與暴牙，第二型是牙齒呈現地包天的戽斗臉型，起因於口呼吸，使得咀嚼、發音、吞嚥等功能變得異常，連帶出現打鼾、磨牙、踢被子等現象。

3-2 口呼吸與缺氧

口呼吸可能會增加疾病症狀的種類很多，有感冒、流行性感冒、鼻塞、鼻涕倒流、鼻子過敏症狀、鼻中隔偏曲、竇性頭痛、口臭、眼睛腫大和中耳炎等症狀。

嘴巴比鼻孔大，所以靠口呼吸一定比用鼻子呼吸的效率高很多？

人只有在激烈運動時，肺部需要大量氧氣進入身體，這時候才會用口鼻一起呼吸；如果單單用口呼吸，身體所獲得的氧氣量，反而比較少。

肺是提供身體能量的主要來源，透過吸進肺部的空氣獲得足夠氧氣。吐氣時肌肉努力將肺部空氣排出，因為鼻孔比嘴巴小，從肺部經鼻孔呼出氣體時的速度會減緩，所以在肺部產生回壓，使肺部有更多的時間與更高的效率將氧氣交換到肺部微血管。因此，透過鼻子

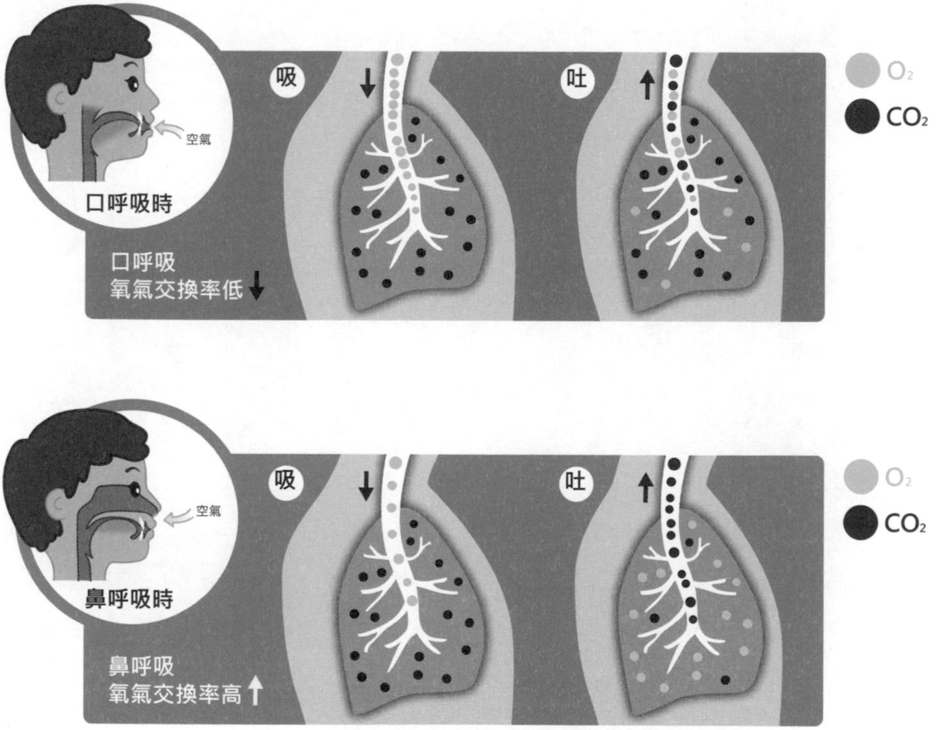

口呼吸與鼻呼吸氧氣互換的差異

適當的呼吸，就有理想的氧氣與二氧化碳交換的功能，讓血液的pH值保持均衡。如果用嘴巴吐氣，氣體從嘴巴吐出的速度會比鼻道快很多，二氧化碳散失得快，氧氣進入身體的量也比較少。

其次，用鼻子呼吸，由於鼻孔比嘴巴小，所以吸氣與吐氣時，肺部所容納的空氣會來不及吐出或吸入。以吸氣為例，用鼻子吸氣，肺部擴張較快，空氣會在呼吸道最狹窄的鼻孔產生比用嘴巴通道多百分之五十的空氣阻力，有助二氧化碳從肺泡微血管排出。呼氣時，肺部壓縮的速度較快，排出的空氣因為呼吸道最狹窄的鼻孔產生阻力，在來不及排出的狀況下，反而在肺部產生負壓，讓氧氣進到肺泡微血管的效率增加。這樣一來一往，吸氣加快二氧化碳排出，吐氣加快氧氣進入身體，所以用鼻子呼吸比用口呼吸增加百分之十～二十的血氧量。

血氧量提升的好方法：常喝水

水並不需要喝多，而是要常喝水；呼吸也是，不是多呼吸（急促呼吸），而是常常深呼吸。讓吸到腹部的空氣發揮最大效益，所以盡量在氣吐乾淨後，再將空氣吸飽，所以吸氣吐氣練習時，要緩慢，要吸氣吸到背部脹起來（吸氣的肌肉主要是肋間肌與擴背肌），要深層呼吸，可以以7-11為標準，也就是吸氣七秒以上、吐氣十一秒以上，讓二氧化碳吐乾淨，吸氣時則讓空氣可以深入身體各個部分。

從鼻子呼吸，吸入的空氣會刺激鼻腔黏膜，產生呼吸的反射動作，完成規律的呼吸；用口呼吸就喪失了刺激規律呼吸的反射動作，導致呼吸變得困難。例如，在睡眠期間用口呼吸，容易產生打鼾與呼吸中止症，嚴重將會影響心臟血管功能。

此外，鼻腔的嗅覺接受器中，有偵測二氧化碳的功能，會隨時偵測從肺部吐出來的二氧化碳濃度，像是睡眠時，身體的耗氧量少，二氧化碳排放的濃度也低，當嗅覺接受器偵測到濃度偏低之後，自主神經系統會傳送訊息到延腦與橋腦的呼吸中樞，讓肺部的呼吸次數降低。可是用嘴巴呼吸，鼻腔的嗅覺接受器就不能偵測到肺部吐出來的二氧化碳，大腦誤以為二氧化碳濃度偏低，會進而讓自主神經誤以為氧氣量充足，然後刺激杯狀細胞產生黏液，以減緩呼吸，也導致血管收縮，結果身體血氧量反而降低。

通過鼻子呼吸會限制空氣吸入，並迫使人們放慢動作。正確用鼻子呼吸，對大多數人來說，可以降低高血壓和壓力。

鼻孔和鼻竇會過濾並使進入肺部的空氣變得溫暖。由口呼吸進到肺部的空氣就沒有這個好處。鼻竇產生的一氧化氮(NO)雖然是一種汙染物，但是小劑量會抑制細菌生長。硝酸（非亞硝酸）氧化物是很重要的性喚起化學物質，可以讓血管擴張，並讓男生性器官勃起。

每個鼻孔有五個顱神經從不同的方向支配。每個鼻孔獨立運作，但也協同過濾、變暖、保濕、除濕與聞到空氣的功能。嗅覺也影響我們的行為、記憶，甚至很多非意識層次的自主神經系統功能。這是因為在鼻腔內被稱作嗅球 (olfactory bulbs) 的嗅覺接受器，屬於大腦中下視丘的直接延伸，下視丘也被稱為「大腦中的大腦」，自動控管身體多種功能，包括心跳、血壓、口渴、食欲，特別可以控管睡眠與清醒的循環周期，也負責生產影響記憶和情感的化學物質。

雖然身體還有許多中樞，與周圍的化學接受器一起協助調控呼吸次數，但是用口呼吸終究會得到明顯的負面結果。

尤其睡眠時，迷走神經興奮度增強，分泌物增多，但咳嗽反射卻不敏感，不易及時排出氣管分泌物，身體對病菌的抵抗力減弱，如果加上口呼吸，就容易誘發口腔和呼吸道疾病。

用口呼吸，唾液揮發的結果讓口腔滋生病菌，病菌一旦進到咽喉，容易造成咽喉部位扁桃腺與腺狀體發炎腫脹，加上用口呼吸是直接造成打鼾與睡眠呼吸中止症狀的關鍵原因，兩者都讓咽喉的氣道變得狹窄，更影響空氣進到肺部的比例。

3-3 用口呼吸是造成鼻子功能低下的關鍵

用口呼吸，經過口腔的空氣會太冷、太乾、太髒、又多病菌，不僅導致氧氣在肺泡裡的氣體交換效率低落，也會使氣體回到鼻腔後部，讓鼻腔同時受低溫夾攻。溫度較低的結果，不僅使得鼻子過敏、鼻塞的困擾加重，也導致鼻道後上方的腦部溫度降溫，影響腦部的功能。所以用口呼吸影響身體健康，讓人容易勞累，兩眼無神，睡不飽，也是造成鼻子功能低下的關鍵。

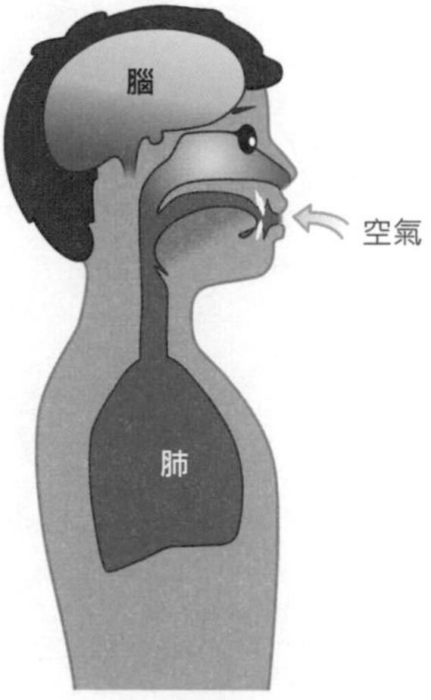

口呼吸．溫度低

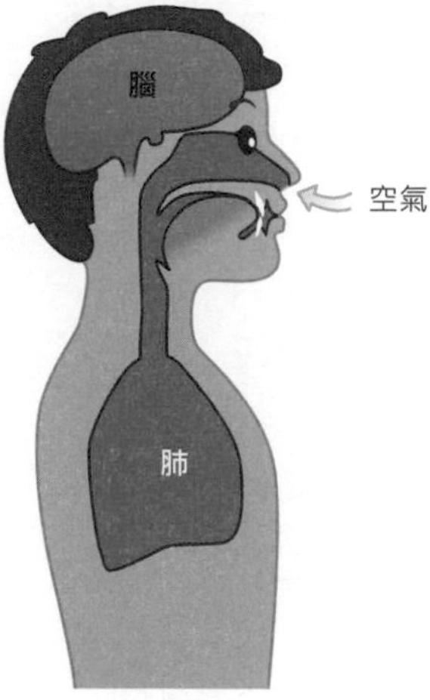

鼻呼吸．溫度高

如何讓鼻塞在一兩分鐘內就暢通？

先閉著嘴巴憋住氣快步走二十~三十步，當身體血液循環加快之後，鼻子容易通，此時大力用鼻子呼吸，然後坐下來，腰桿挺直慢慢用鼻子呼吸，只要將平常急促的呼吸緩和下來，閉著嘴巴緩緩用鼻子呼吸，吐氣時提醒自己的身體逐步放輕鬆，就有機會改善鼻塞的問題！

提醒自己慢慢呼吸，只要呼吸不再急促了，多晒太陽、少吃加工食品，鼻塞的情形通常有明顯的改善！

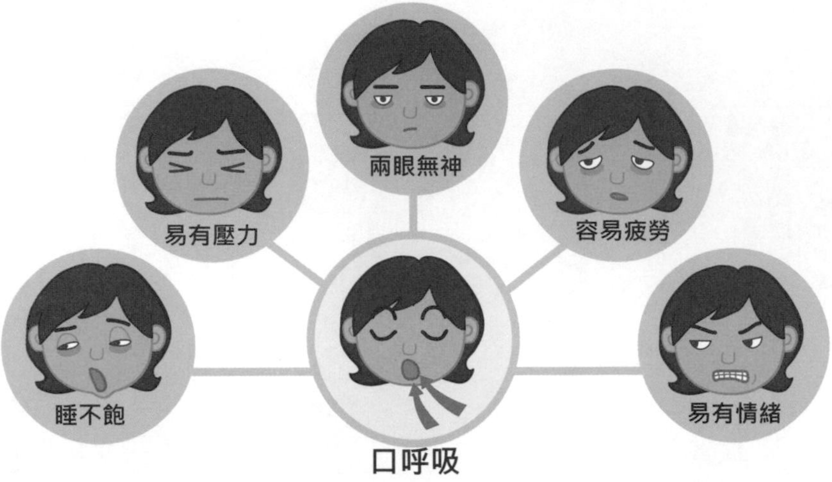

口呼吸影響身體健康，使人容易勞累、兩眼無神、睡不飽等

鼻子比空氣清淨機的功能更理想，有溫暖、潮濕、過濾空氣雜質與殺死病菌的功能，透過鼻子吸到肺部的空氣，溫度較高，濕氣較重，到了肺部，容易完成氣體交換，而且雜質與病菌少，不會影響肺部功能。

另一個口呼吸造成鼻子功能低下的原因——口呼吸會導致腺樣體肥大而堵塞後鼻孔，引發鼻竇炎、氣管炎，頻繁感冒——事實上，通過較細的鼻內鏡完全可以對小兒腺樣體進行檢查，非感染期堵塞鼻口三分之二以上或睡眠打鼾三月以上，就應該注意了，家長應及時採取書中方法

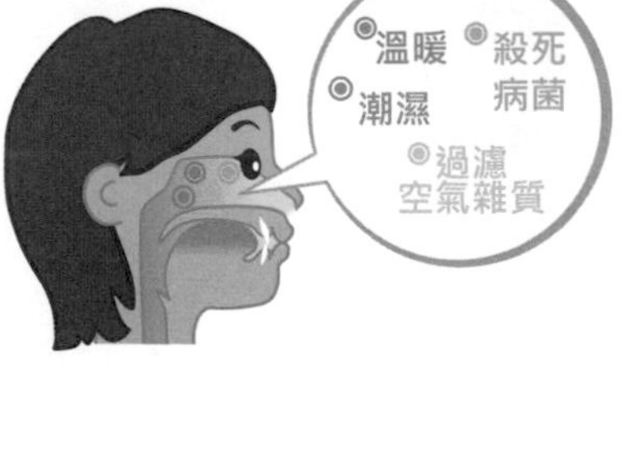

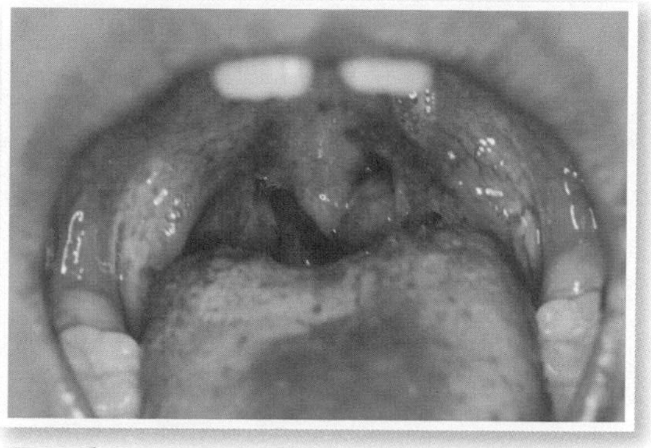

用口呼吸口腔內容易滋生病菌，病菌進到咽喉腔，容易造成咽喉部位扁桃腺與腺狀體發炎腫脹

改善。

三～十二歲是腺樣體肥大高發期，小兒感冒後偶爾打鼾不用擔心，但如果持續加重，孩子打鼾聲響，還伴有耳內疼痛、看電視大聲，就應該及時到醫院耳鼻喉科檢查聲導抗、鼻內鏡，檢查扁桃體是否肥大，及時治療上呼吸道感染，避免反覆炎症刺激腺樣體及扁桃體增生。

長期口呼吸會影響面部正常發育，會出現以下症狀：鼻翼萎縮，嘴唇肥厚，鼻唇溝變淺，上唇捲曲，齒

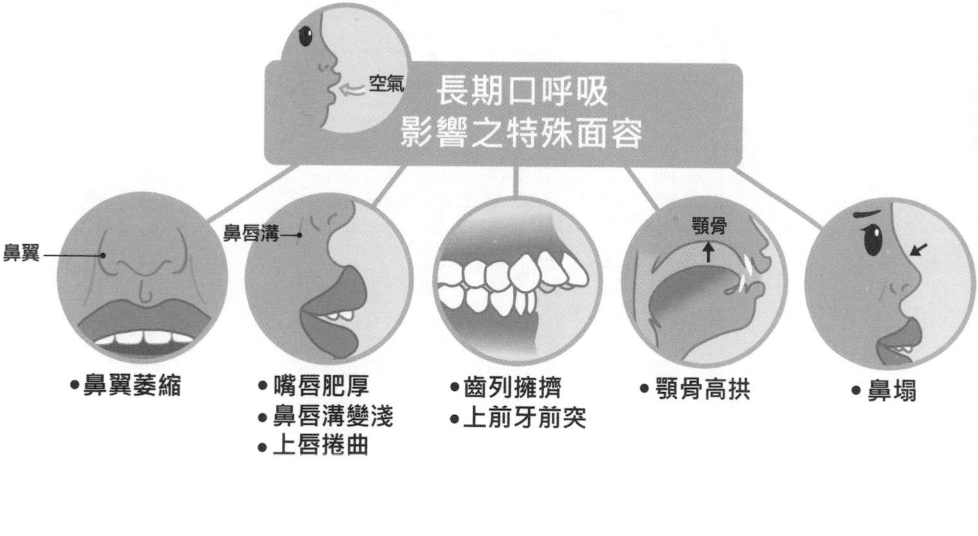

列擁擠，顎骨高拱，上前牙前突等，原因在於口呼吸影響腺樣體。正常孩童的腺樣體十二歲以後才萎縮，由於反覆感染導致腺樣體肥大，發生鼻塞而長期用口呼吸，氣流衝擊硬顎使之變形。

3-4 口呼吸與長臉型

我大學時被一位同學捉弄，撞斷了門牙，雖然學校旁就是臺北榮總，但終究因為撞裂牙根，只好拔除牙齒，變成了一輩子的惡夢；所以我在臨床上，特別注意小朋友門牙被撞斷的問題，能夠在短時間內將整顆脫落的牙齒盡快種回原位，小朋友就不會像我擔心門牙牙橋耐用度的問題。

現在請你思考，為什麼有的小朋友臉部受傷是牙齒斷裂，有些小朋友卻是下巴或是鼻子受傷？

我們先看牙醫師檢測病患美觀程度的簡單方法——用鼻子與下巴兩者最前端的點相連，看看嘴唇是否在線的裡面——可以用手的食指輕輕靠著鼻子與下巴，簡單來觀察嘴唇是否不會碰觸手指，如果嘴唇超過這條連線，矯正醫師通常會建議拔除牙齒來改善美觀，所以這條線是牙科醫師判斷病患美觀的重要參考依據。

美觀線與牙齒是否容易被撞斷相關，特別是用嘴巴呼吸的小朋友，因為鼻子容易鼻塞，所以需要透過嘴巴周圍顎骨的發育，造成暴牙或是戽斗的顎骨型態，讓嘴巴獲得最多的通氣管道，身

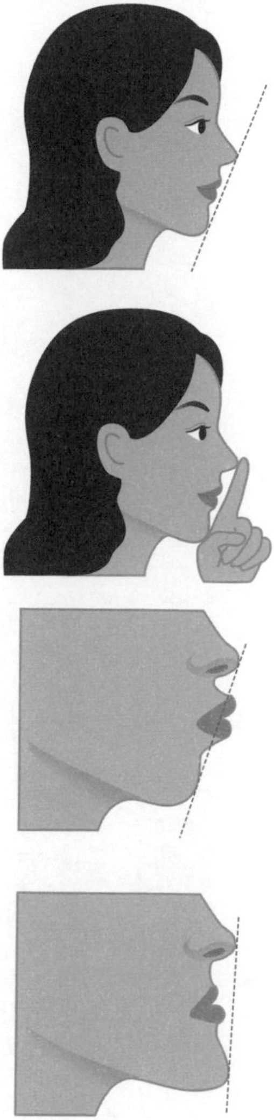

牙醫師常常用鼻子、嘴唇與下巴三個觀點相連，看嘴唇是否在線的內側來檢測美觀

體得以從嘴巴獲得足夠的空氣來呼吸，而暴牙或是小下巴類型的臉型，就容易出現嘴唇超出美觀線的狀況，門牙相對於理想位置還要往前暴出，只要發生意外，就容易撞傷門牙。我小時候就是習慣用嘴巴呼吸，所以鼻子與下巴保護不住牙齒，臉一趴到地上，牙齒只能逆來順受了。

口呼吸會影響臉型的發育

口呼吸除了使牙齒排列異常以外，還容易造成一些典型特徵的臉型，例如，戽斗的臉型，明顯就是上顎骨的左右寬度與前後深度發育不理想，下巴相對長得較大，中臉部的蘋果肌就凹陷，看起來沒精神，嚴重的甚至於上下門牙咬不到，連咀嚼都出現很大的問題。

暴牙是鼻子塌還是牙齒暴？

暴牙的病人超過六成有口呼吸的習慣，他們會有朝天鼻、鼻子窄、黑眼圈、沒有精神的樣貌，也同樣有中臉部發育不良，蘋果肌凹陷的情況。事實上，只要有口呼吸的問題，上顎骨發育都不太理想，鼻子比較塌陷，所以我常跟暴牙的病人說：「常常因為鼻子塌，所以牙齒就顯得更暴。」

我的鄰居算是大美女，可是她其實是暴牙，只是她鼻子實在太挺了，讓她的暴牙完全被修飾掉。美觀線僅拿來當參考，還是需要牙醫師採用適當的診斷工具來評估顎骨發育、牙齒排列，才有辦法做進一步的改善規劃，能愈早改善愈好，不要因為顎骨發育的問題，使身體結構跟著出現異常。

各位親愛的爸爸、媽媽，看看小朋友若是暴牙、小下巴、或是戽斗，是不是也彎腰駝背姿勢不良呢？甚至走路容易絆倒，或是走路姿勢看起來怪怪的，其實，這都跟顎骨與牙齒的位置息息相關。

3-5 口呼吸是蛀牙、牙齦紅腫的禍首

用口呼吸更是造成口腔疾病的主因，唾液揮發溢出口外，容易口乾舌燥。前一章節提到，唾液具有許多功能，特別是抑制細菌與修復牙齒琺瑯質，對於維護口腔發揮非常大的作用。缺少唾液協助中和口內酸鹼值，也缺乏足夠的鈣和磷來修補脫鈣的牙齒，就大大增加蛀牙機會。

用口呼吸會造成缺氧，有三分之一的口呼吸患者出現牙齦紅腫的現象，因為牙齦周圍有過多自由基累積。自由基好比「星星之火足以燎原」，在牙齦周圍像是點火一樣，四處出現發炎的現象。病患即使到牙醫診所看診洗牙，也遵照醫囑認真刷牙，發炎也不一定好轉。關鍵因素是沒有改善口呼吸，而青春期女性病患更因為經期來時，大量血液流失，時常發生經期牙齦炎。

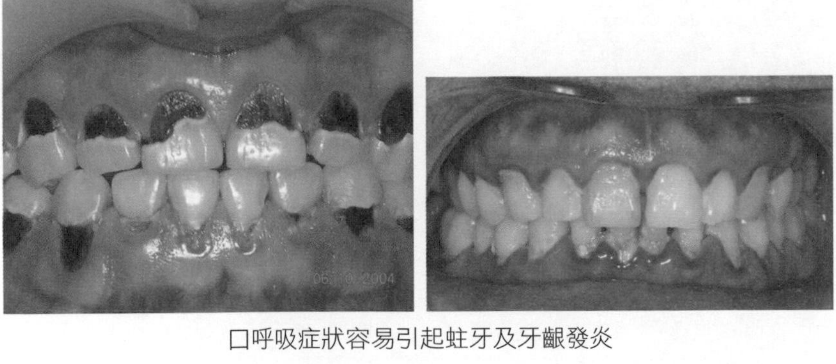

口呼吸症狀容易引起蛀牙及牙齦發炎

3-6 口呼吸是導致打鼾、睡眠呼吸中止症的主因之一

「上呼吸道阻塞症狀」(Upper Airway Resistance Syndrome)是「打鼾」的醫學術語，造成睡眠品質嚴重降低，甚至因為聲音打擾別人而被人排斥，產生社交問題。如果同時有口呼吸與打鼾症狀，很可能造成睡眠間歇性呼吸中止。

口呼吸與呼吸中止讓孩子睡眠不足，影響發育成長，造成學業表現不佳，有些人甚至被誤診為注意力缺陷障礙 (Attention Deficiency Disorder, ADD) 和注意力不足過動症(Attention-Deficit/Hyperactivity Disorder, ADHD)。

過動與注意力不集中

現今社會將過動與注意力不集中的孩子當作病態，殊不知大部分有此症狀的孩子，主要是肇因於精緻飲食與環境污染。我們的政府提供不營養的午餐，甚至全面提供乳製品給孩子飲用，結果攝取的甜食與加工食品更多，精緻化的食物讓咀嚼更加弱化，孩子的呼吸道也跟著遭殃，過敏更加嚴重，加上臺灣空氣汙染的問題，這些過動與注意力不集中的孩子，等於被國家加害。衛生單位沒辦法找出問題的根源，卻採用西藥對抗，只要懷疑是過動與注意力不集中就給孩子精神科用藥，親愛的爸爸、媽媽於心何忍。

白天嗜睡的人常常可以看到用口呼吸，習慣成自然，增加了夜間睡眠張口呼吸的機會。一些睡眠中心的研究證實，夜間張口呼吸是發生心肌梗塞或睡眠猝死危機的前兆。

口呼吸造成舌骨位置較低，矯正醫師應該將口呼吸的病患轉診至睡眠中心，評估打鼾與睡眠呼吸中止症的狀況。愈來愈多矯正專科醫師重視齒顎矯正治療結束後，是否對氣道寬窄有負面影響，因為氣道狹窄可能加重打鼾與睡眠呼吸中止症狀。

打鼾與呼吸中止症怎麼辦？

打鼾是睡覺時下顎骨下移，同時舌頭往咽喉後縮，讓咽喉氣道變得比較狹窄，所以呼吸時產生白努利定律，也就是氣體快速流過狹窄氣道時，產生緊縮的現象，因而出現打鼾，甚至呼吸完全中止的狀況。打鼾與呼吸中止造成血氧量降低，家長是否發現小朋友睡覺時會突然喘息？因為血氧濃度偏低，所以孩子只好大口吸氣以獲得較多空氣進入肺部。

當發生打鼾與或呼吸中止，肺部仍舊持續吸氣與吐氣

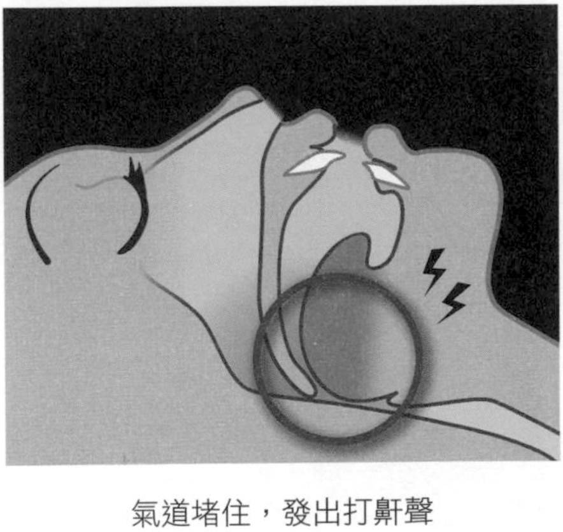

氣道堵住，發出打鼾聲

的動作，吸進來的空氣不多，反而將胃酸抽吸上來，甚至抽吸入肺部，雖然極其微量，但多少影響肺部，所以打鼾的人容易有痰、容易咳嗽。

打鼾為何容易愈來愈嚴重？

身體缺氧會行無氧呼吸，乳酸容易堆積、容易發胖，這時候頸部淋巴循環更差，水腫情形也愈來愈嚴重，最後氣道更加狹窄、持續打鼾，變成惡性循環。

打鼾V.S.蛀牙

有些小朋友總是有補不完的蛀牙，特別是補過的蛀牙更容易再蛀，常伴隨打鼾、胃酸逆流的問題，即使睡覺前牙齒刷得很乾淨，但是入睡後，鼻功能低下導致打鼾，很容易把胃酸抽吸回口腔，造成多發性或二次蛀牙。如果家長偏巧讓小朋友睡前吃了過度精緻的麵包、漢堡或飲料、零食，即使不打鼾，睡眠時不消化的胃部也會過度分泌胃酸而逆流。（當口內酸鹼值在pH4以上時，牙齒會腐蝕，有胃酸逆流症狀的患者要更小心。）

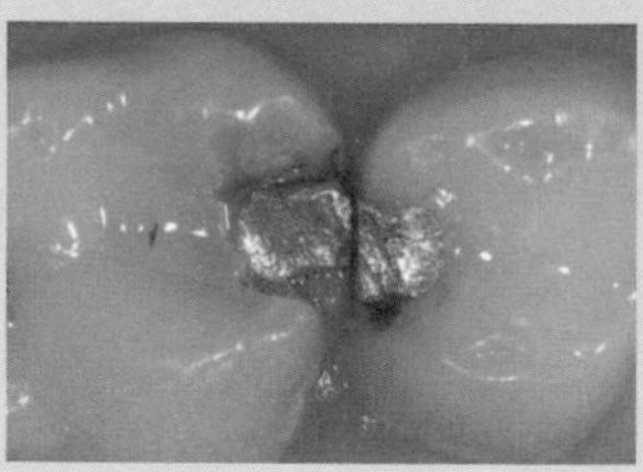

打鼾的孩子常會磨牙、踢被子、尿床

磨牙是為了讓身體獲得足夠空氣，上下顎骨左右磨動讓氣道打開，但是磨牙的動作不足以完全增加氣道暢通，所以孩子翻來覆去欲使氣道暢通，結果不知不覺踢開被子，導致感冒。

打鼾與呼吸中止造成缺氧，也會造成孩童尿床，因為缺氧造成血壓增高，大腦察覺到缺氧的影響已經很嚴重，所以肺部大力喘息。空氣進入肺部需要盡快運送至

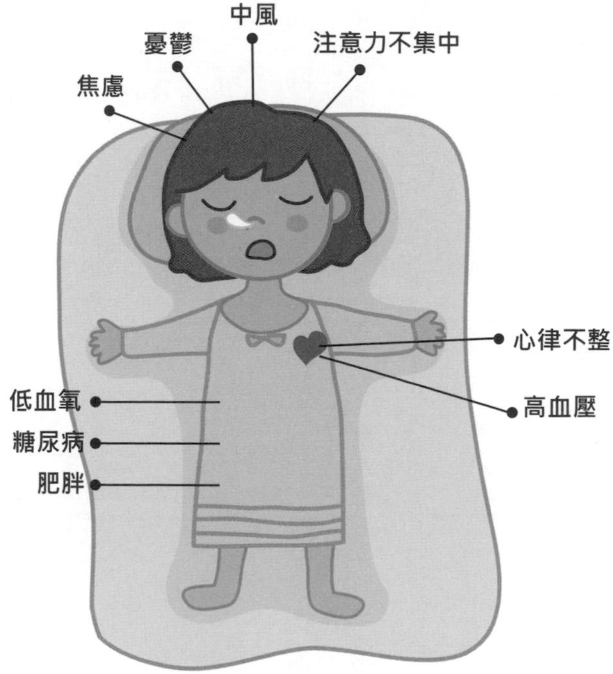

打鼾與呼吸中止造成缺氧，不僅造成磨牙與踢被子，也會造成孩童尿床

全身，血液大量回流心臟，卻讓身體產生利尿激素，使尿量增加。因為缺氧，孩子一會兒啟動吸氣的交感神經，一會兒又啟動睡眠的副交感神經，導致膀胱控制失常，最後不自主尿床，過程中孩子完全無法控制。

孩子打鼾時，家長怎麼做？

1. 拿掉枕頭，平躺著睡覺

平躺有助於維持理想的身體姿勢，同時讓重力協助鼻腔黏膜將黏液導入喉嚨，而不是往鼻竇方向移動。一些病患覺得躺著睡覺會加重打鼾狀況，這並不表示躺著睡覺是錯誤的，雖然打鼾對身體健康有非常大的影響，但應該採用更正確的方式改善，而不是側睡或拿掉枕頭，可減輕舌骨後縮，亦有助改善打鼾。

2. 先改善口呼吸

孩子如果打鼾，父母親要警覺到孩子鼻子的功能不好，切記盡量不要讓小朋友食用奶、蛋、麵粉與糖所製作的加工食品，改以全食物的概念餵養。只要鼻子功能恢復，嘴巴能夠輕閉，舌頭就會恢復輕頂上顎，舌骨也逐漸往上移動到正常位置。

如果再積極一點，就要做舌頭功能訓練，希望將舌骨上提到正常位置，只要舌骨位置可以移動到下顎骨頭的後方，不僅打鼾症狀會改善，粗脖子問題也會獲得改善。

3. 舌頂上顎練習

舌尖頂著下排門牙舌側，然後用舌背往上頂著上顎穹窿位置，兩手可以扶著頸闊肌感覺肌肉上移。練習初期以口香糖輔助，用牙齒稍微把口香糖咬軟，然後開始舌頂上顎，舌尖頂好下排門牙舌側，也盡量用舌背將口香糖往上顎頂，最好將口香糖完全壓扁。方法正確時可以用手摸著下巴與喉嚨交界，感受舌骨周圍肌肉用力的感覺，患者多做幾次，知道正確的舌頂上顎練習，就可以不用口香糖協助。

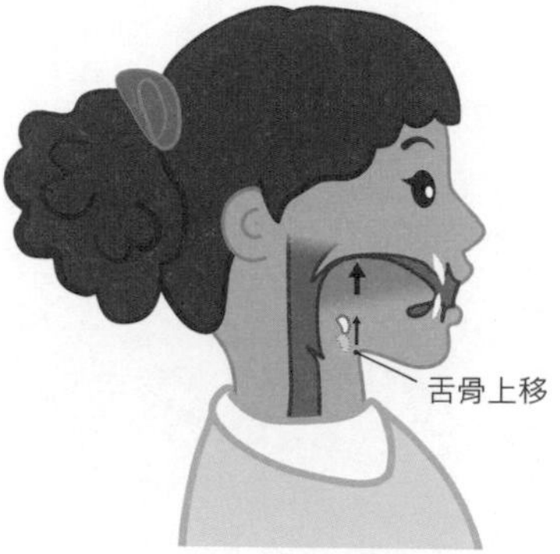

舌尖頂著下排門牙舌側，
舌背往上頂著上顎穹窿位置，
此時舌骨會上移。

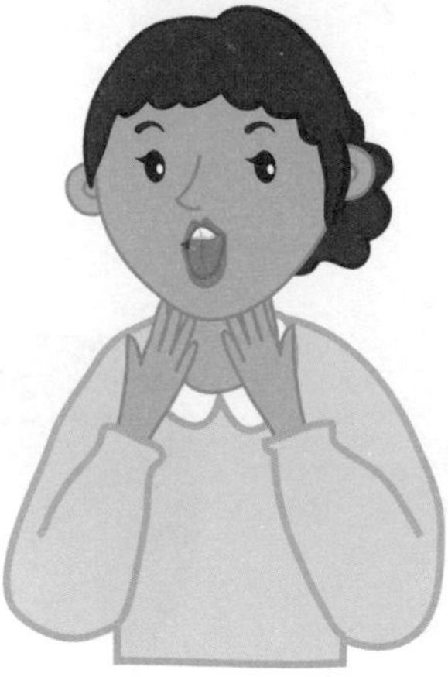

同時摸下巴感覺到肌肉上移

4. 伸舌頭練習

舌頭伸出後，舌尖往鼻子的方向延伸。

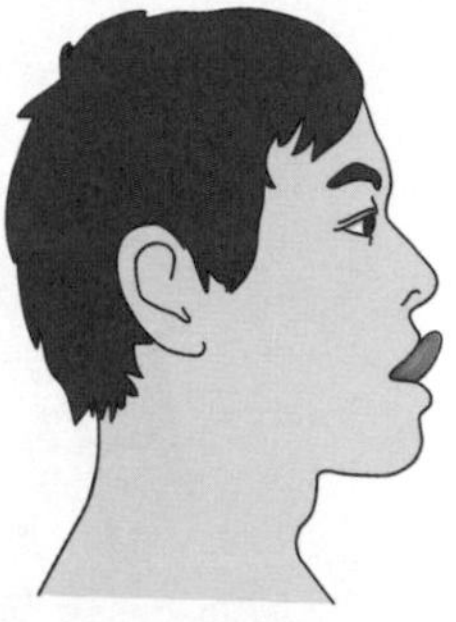

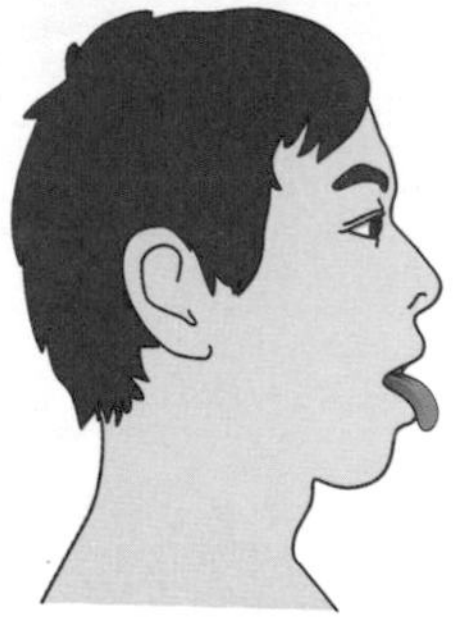

5. 發音練習

多練習發D、T的聲音，做類似唱歌前的發聲練習，不要發O的音，會讓舌骨更低。研究指出，睡前做發音練習就可以減輕打鼾症狀。

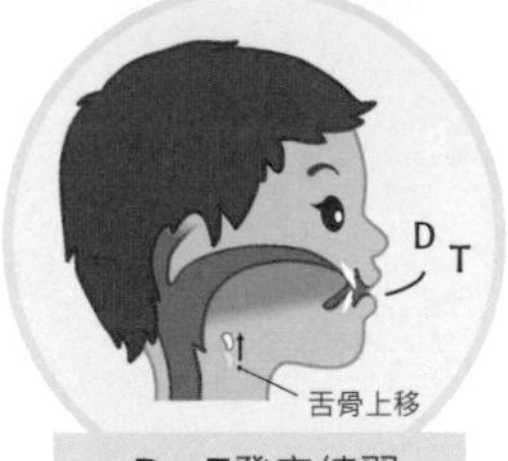

D、T發音練習

6. 增加咀嚼效率，促進顎骨發育

我診間有幾位孩子初來看診時有打鼾情況，門牙歪歪斜斜，我叮嚀他們多咀嚼口香糖，一、兩年後再見，打鼾情況不再出現，牙齒變得整整齊齊，他們的爸媽都歸功於我叮嚀孩子多咀嚼。

嬰兒時期過晚開始練習咀嚼食物，導致顎骨狹窄與齒列不整，進一步影響舌頭活動空間而引起打鼾症狀，所以正本清源，還是要促進顎骨發育，最簡單的方法就是多咀嚼，透過大量正確的咀嚼合適的食物就有機會改善，特別是學齡前的孩子，只要父母親願意陪伴小朋友細嚼慢嚥，同時進食傳統的五穀類與葉菜類食物，就有機會幫助孩子的顎骨發育。

如果採用咀嚼口香糖來改善咀嚼次數過低的問題，記得口香糖不要用力咬穿，只需多練習上下排牙齒咬的動作，使得顎肌等喉嚨周圍的肌肉變得有力，自然促進顎骨發育。若同時練習舌頭將口香糖頂上顎、壓薄，也是舌功能訓練的好方法。

7. 暫時性治療：止鼾器

止鼾器是應急的方法，透過配戴在上下排牙齒的口內裝置，讓下顎骨頭在睡覺時可以往上方

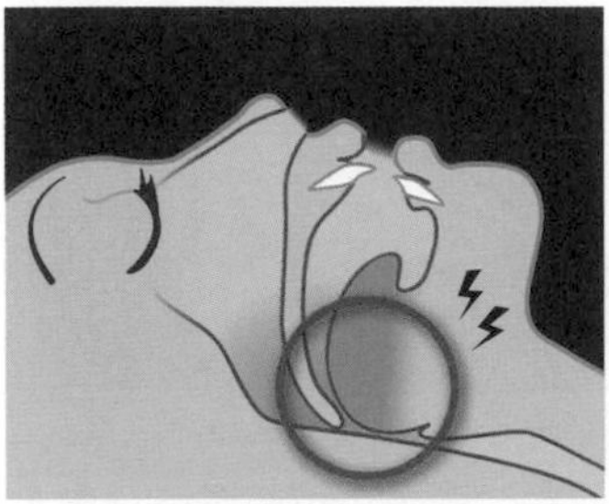

氣道堵住，發出打鼾聲

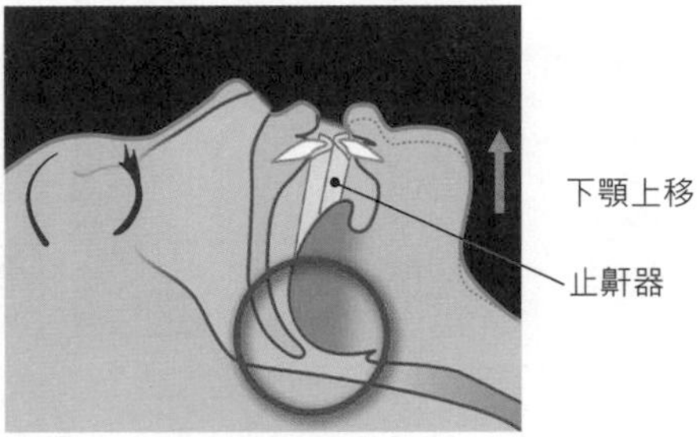

戴上止鼾器，下顎與舌頭上移，氣道暢通

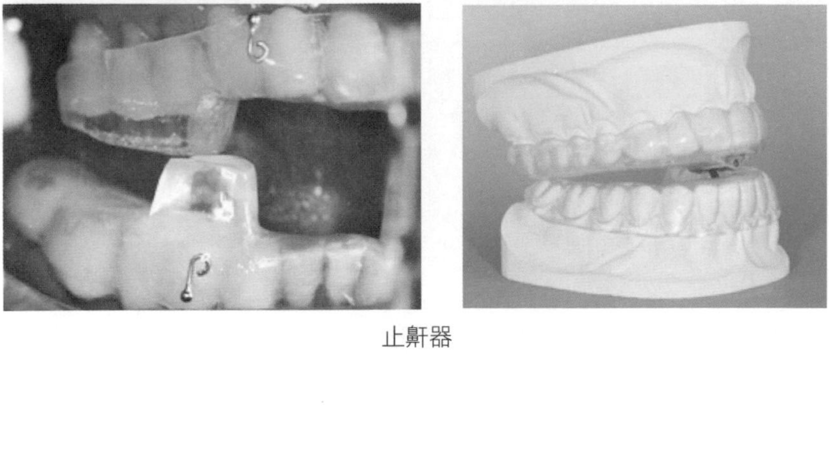

止鼾器

位置移動，並使下顎不會後縮，氣道就不會被壓迫，換句話說，配戴後能使睡眠時口腔的空間增加，特別是下顎前置，以減少打鼾症狀。

8. 長久之計：咬合墊高或齒顎矯正

打鼾的主要問題是舌頭活動空間受限，改善打鼾的最好方法是增加舌頭的活動空間，而活動空間就是上下排牙齒所圍繞而出的區域，最理想的狀況是進行功能性矯正，同時透過配戴矯正裝置來改善左右寬度、前後深度與上下高度的三度空間。如果因為年齡關係而無法矯正，必須考慮增加牙齒的咬合高度，特別是門牙深咬的病人，咬合

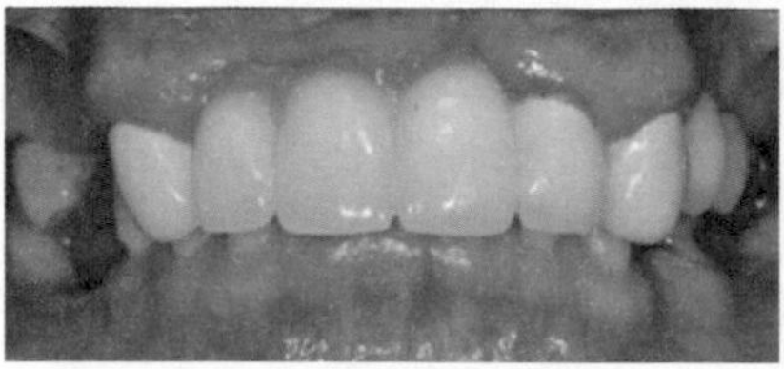

門牙深咬治療前（左圖）

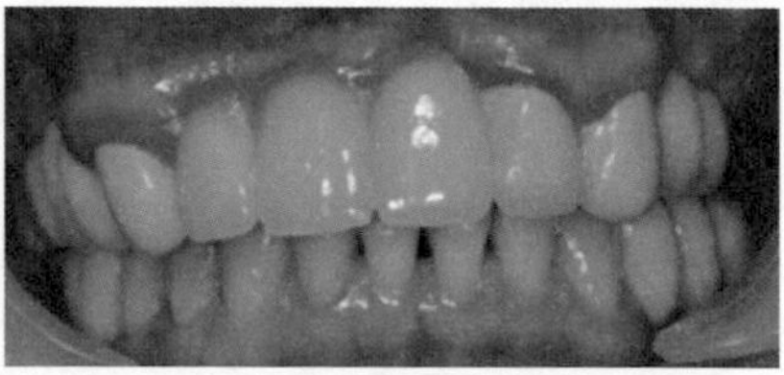

假牙製作咬合墊高後（右圖）

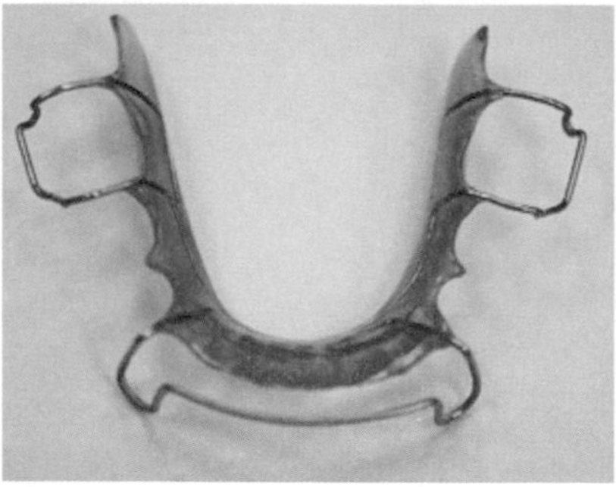

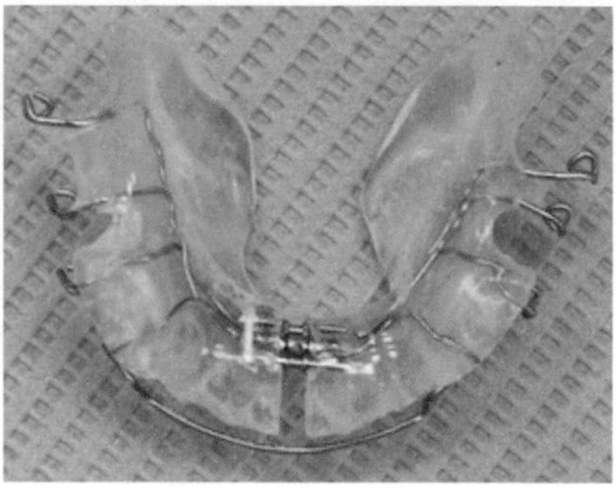

功能性矯正裝置（墊高舌頭）
連說話時也要配戴，才能讓舌頭逐漸適應較高的位置，進而改善打鼾症狀

墊高以後，往往可以讓過度後縮的下顎骨紓緩而自然往前移動，同時增加前後縱深與上下高度的兩度空間，多少改善打鼾的現象。

矯正結束後需要配戴空間維持器作為輔助工具。在舌頭下方兩側墊高墊後，整天都要習慣舌頭上移來說話，透過日積月累的習慣，產生長久的改善。

3-7 口呼吸是小朋友口齒不清的原因之一

孩子說話不清楚，父母親多半以為是「大舌頭」所致，其實造成口齒不清的原因很多，常見是顎骨發育不足與齒列不整。完整的說話過程包括「嘴唇」、「舌頭」、「咽喉」及「肺部」連動，氣體經患兒口腔呼出，某個環節出現問題就會發音不標準。

該如何改善呢？爸爸、媽媽要刻意在小朋友面前說話口齒清晰，讓小朋友模仿爸爸、媽媽的臉部動作，並聽清楚正確發音。此外，帶小朋友給醫師檢查舌繫帶是否沾黏，或評估齒列狀況，必要時給予治療。

檢視孩子是否發音異常

我喜歡教小朋友學著從三十五唸到四十五，練習ㄙ與ㄕ的發音，特別是三十九轉到四十時，是檢視小朋友發音的好時機。其實，大部分孩子都有能力改善自己的發音，只是需要協助誘導，家長們不妨嘗試減慢說話速度，讓孩子模仿學習，以我為例，坐在小病人正前方，正確的嘴型與清楚的大聲發音，小朋友很容易就可以將三十五～四十五的數字唸清楚，如果常到戶外練習說話，舌頭的功能會更健全。

如果還是有困難，就可以搭配牙科的功能性矯正與與語言治療師的協助，進一步獲得改善。

3-8 口呼吸導致彎腰駝背或脊椎側彎

口呼吸也是造成小朋友彎腰駝背的原因之一，彎腰駝背的結果，不是出現下巴後縮，就是出現戽斗的地包天嘴型。這些異常狀況都是為了讓嘴巴吸到最多的空氣，可是當頭部姿勢定形後，過度後傾或是過度前傾都會造成頸椎的壓力，讓舌骨更容易下移。

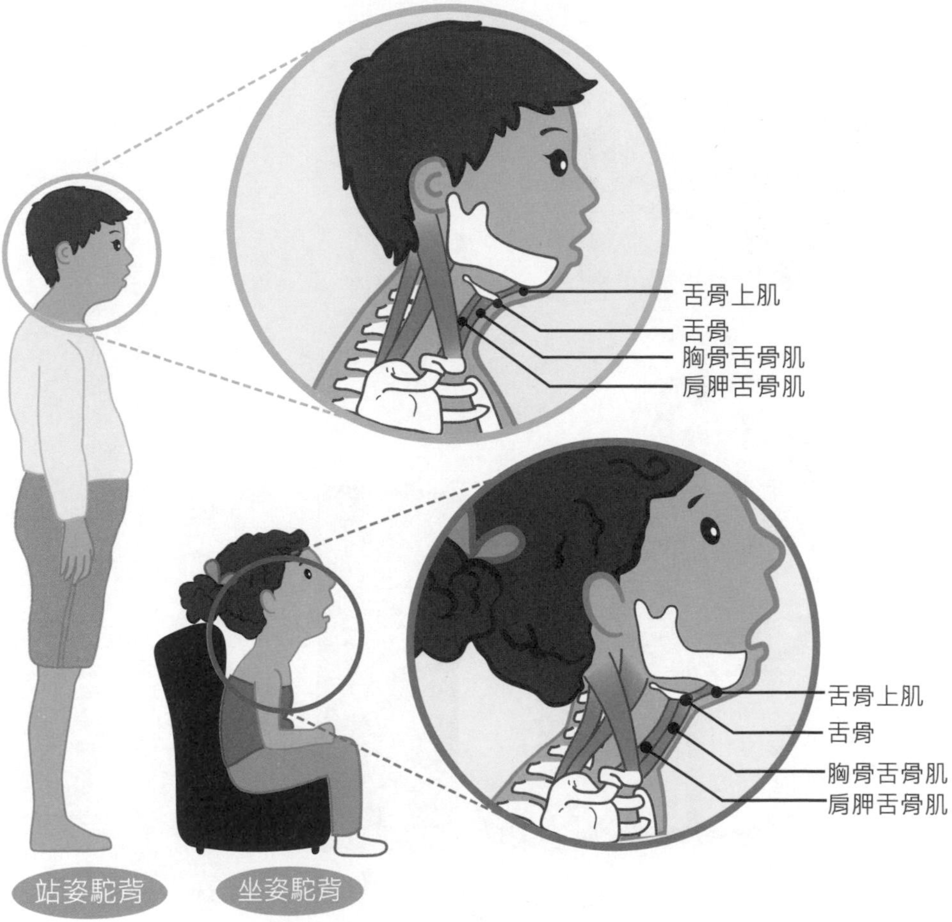

彎腰駝背時，舌骨肌拉扯，舌骨下掉，口微開

依據遠絡醫學，頸椎是所有疾病產生的核心位置，特別會影響自律神經控管，對於生長發育勢必造成負面影響。加上異常的頭部位置，造成頭頸部肌肉張力改變，使與頸部緊密連接的下巴位置更異常，例如，下巴後縮、下巴前移、上下牙齒咬合對不好，時間久了就加重牙齒排列不整齊的情況。

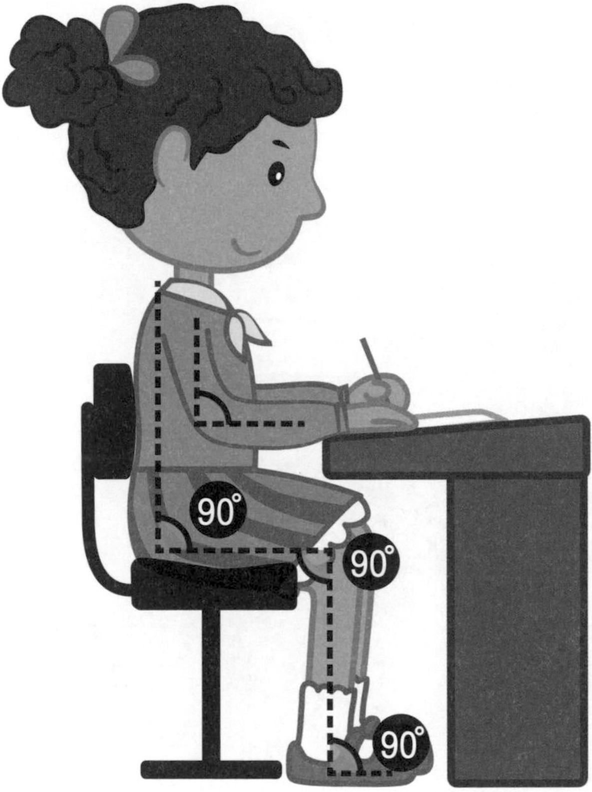

寫字不彎腰駝背，避免手腕隧道症候群
等頸椎壓迫造成的症狀

3-9 口呼吸影響舌頭的功能

三分之一的口呼吸患者會出現較深的上顎穹窿，讓原本正常輕頂上顎的舌頭休息位置，變成輕頂下門牙的異常位置，進而影響舌頭的功能，原本可以靠舌頭輕頂上顎，促進中臉部發育的力量也因此消失。

長時間用口呼吸會讓嘴唇周圍的肌肉鬆弛，舌頭為了讓空氣進入氣道，會習慣擺放在下排牙弓內側位置，不僅使吞嚥異常，也因為協助上顎骨橫向擴張的能力消失，導致上顎骨、鼻道狹窄。嚴重的口呼吸使上顎穹窿往上頂，造成鼻中隔彎曲，上顎骨發育不足、前牙擁擠，或者上顎骨往前、往下移動，微笑時容易看到牙齦。

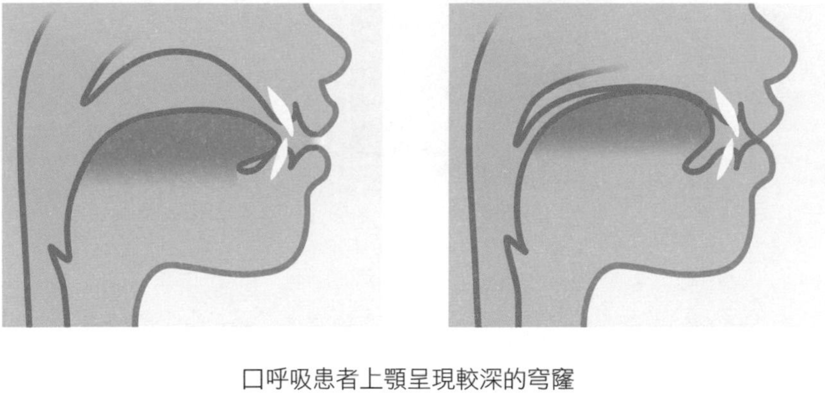

口呼吸患者上顎呈現較深的穹窿

3-10 鼻中隔彎曲，扁桃腺、腺狀體腫大造成鼻子過敏、鼻塞？

可以說是，也可以說不是。鼻中隔彎曲後，鼻腔的高度壓縮，通道自然變小，確實是導致鼻塞的因素，不過鼻中隔彎曲，代表鼻子底端的上顎骨為了增加口呼吸的通道而上頂，也就是說，鼻中隔彎曲是長期用口呼吸的結果。

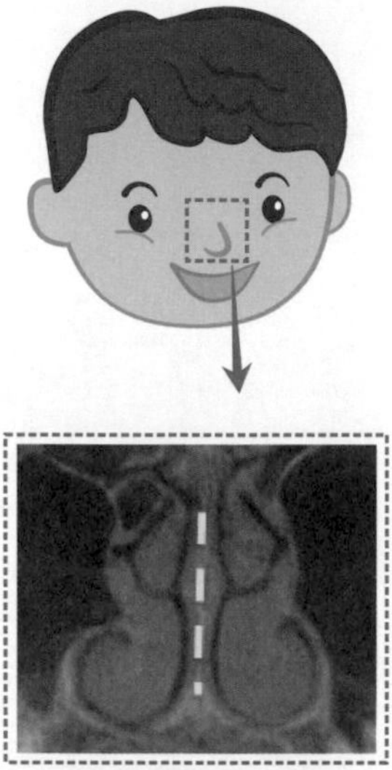

正常的鼻中隔

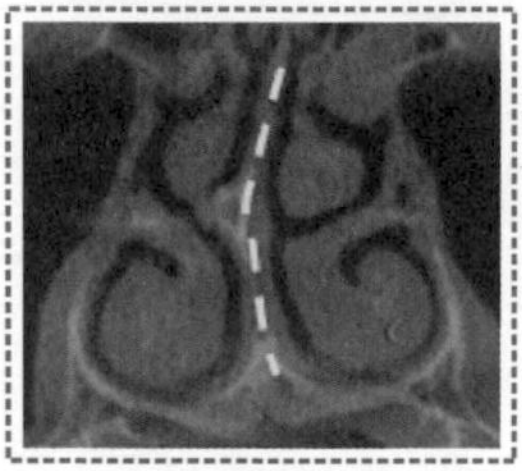

彎曲的鼻中隔

我把鼻中隔彎曲視為上顎骨發育不良的指標，希望透過功能性矯正的方式擴張，並改善上顎骨的發育。單純在狹小的鼻腔內施行改善鼻中隔彎曲的手術，就能治癒鼻塞？對此，我是有些疑慮的。

而扁桃腺與腺樣體腫大是進入咽喉的病菌過多，導致免疫與淋巴系統抵禦外敵的結果。因為扁桃腺與腺樣體剛好圍繞在鼻腔與口腔的後緣，整體稱作「魏氏環」，是咽喉的防禦系統。根據學理，如果身體經常被迫防禦，處於發炎狀態，反而會阻礙鼻子的功能，所以摘除扁桃腺成了改善鼻道，甚至口呼吸的常見手術。

只是身體為什麼會啟動免疫系統？少了一道防禦系統，應積極探討真正造成感染或過敏的原因，依照我長期觀察與蒐集相關文獻，最主要的病因是上顎骨發育不良，這需要家長、小朋友、牙醫師通力合作，才有機會徹底解除孩子的痛苦。

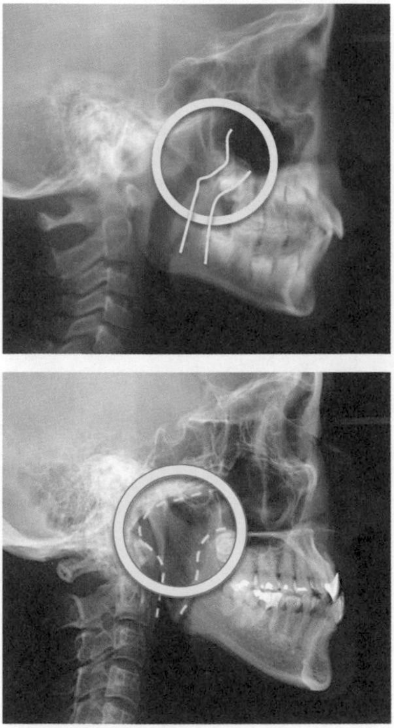

八歲幼童腺樣體腫大（上圖）
四十歲成年人腺樣體凹陷（下圖）

導致鼻塞、鼻炎、鼻過敏的問題

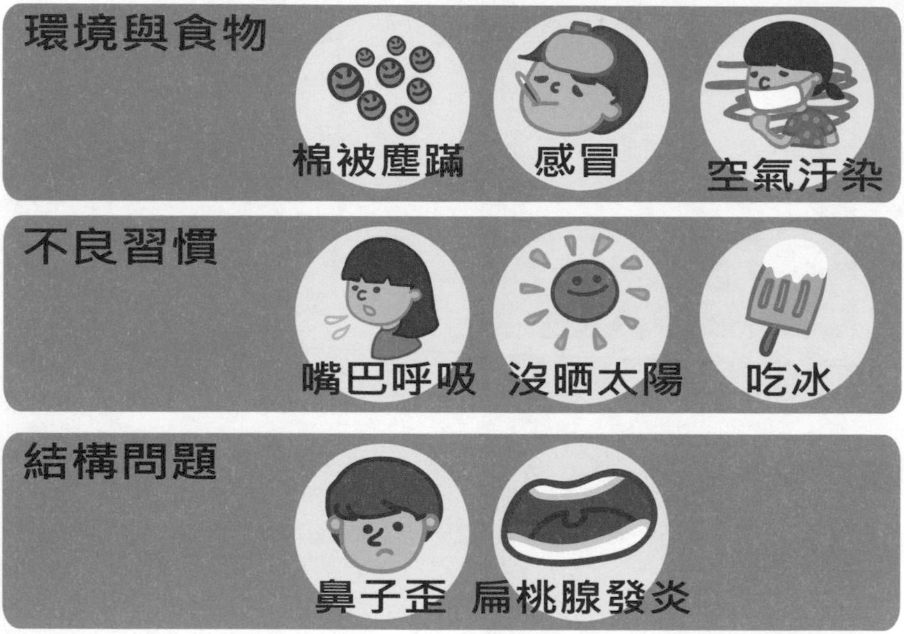

3-11 改善口呼吸，降低鼻過敏與鼻塞

最簡單也最重要的方法：練習用鼻子呼吸

我常常建議小朋友與家長，有空就練習腰挺直、微笑、深呼吸，如此可以強化心臟、擴張氣道與鼻道，然後讓身體的血氧量增加、自律神經平衡、減少焦慮，也降低腎上腺素與組織胺造成鼻黏膜腫脹的症狀。

我也鼓勵學校老師在每節上課一開始，請小朋友含一口開水，然後坐在椅子上，微笑、深呼吸，不僅喝到水，而且小朋友很容易就安靜下來。在老師進教室之前，小朋友吸到足夠空氣，自律神經平衡，上課時自然有精神，更棒的是，小朋友養成深呼吸與喝水的好習慣，蛀牙與鼻子過敏的症狀都會減緩。

知名的口顎顏面微整形醫師黃奇卿提供一個良方供家長們參考：讓孩子每天含一口溫水，到戶外走動三十～六十分鐘，閉嘴練習鼻呼吸，溫暖鼻腔。我建議家長陪伴，一來提高孩子的意願，二來也能體會鼻子不通的辛苦，更願意協助他們養成正確咀嚼的好習慣。

深呼吸

深呼吸最重要的關鍵是肺部將二氧化碳吐乾淨，肺部空氣吐乾淨了，可以吸入較多空氣。游泳有助於血氧量增加，主要是浮出水面時需要大口吸氣，潛入水裡受到水壓較大，幫助氧氣進到肺泡微血管，等於是另類的深呼吸。但不必常運動到氣喘如牛，這時候耗氧量過度，除非是為了訓練肌耐力，否則不見得對健康有益。

唱歌、念經有異曲同工之妙，都透過發聲慢慢將肺部空氣吐乾淨，然後在唱誦之間快速吸氣，對於血氧量的提升也有幫助，如果能練習腹部或是丹田用力，效果更理想。

晒太陽與運動

要改善鼻子功能，最好的方法就是晒太陽，讓身體的微血管擴張，促進血液循環，增

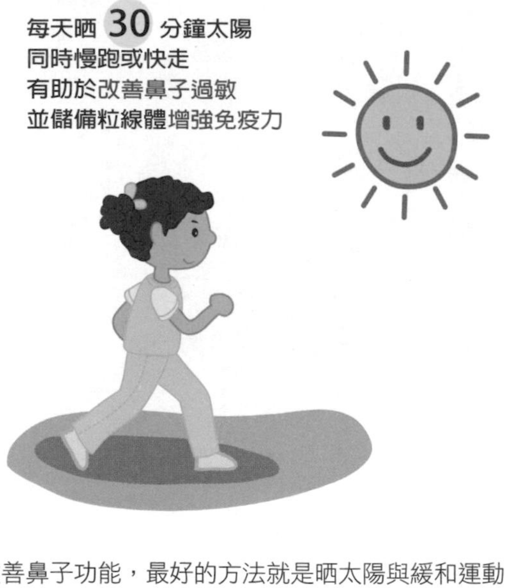
每天晒 30 分鐘太陽
同時慢跑或快走
有助於改善鼻子過敏
並儲備粒線體增強免疫力

改善鼻子功能，最好的方法就是晒太陽與緩和運動

強免疫能力，不僅可以改善成年人的高血壓、心臟病、糖尿病與風濕性關節炎等症狀，也可以緩和鼻子過敏與氣喘的症狀。

晒太陽也能讓皮膚自然產出維他命D，增強免疫能力，幫助骨骼吸收鈣。現在因為飲食精緻化，孩子缺乏大量咀嚼，顎骨的骨質密度嚴重不足，再加上運動量少，全身骨質疏鬆的問題嚴重，有時間晒晒太陽吧！

少吹冷氣

冷氣也是造成鼻子功能低下的禍首，冷風進到了鼻腔後部，加重鼻子過敏；加上冷氣房裡濕度偏低，冷與乾造成鼻子功能不佳。

特別是在夏天，中醫認為是身體排毒的季節，而排毒又以流汗為主，本來應該藉著流汗排除重金屬等毒素，但因為吹冷氣、少流汗，重金屬等毒素被迫由腎臟代謝，加重腎臟

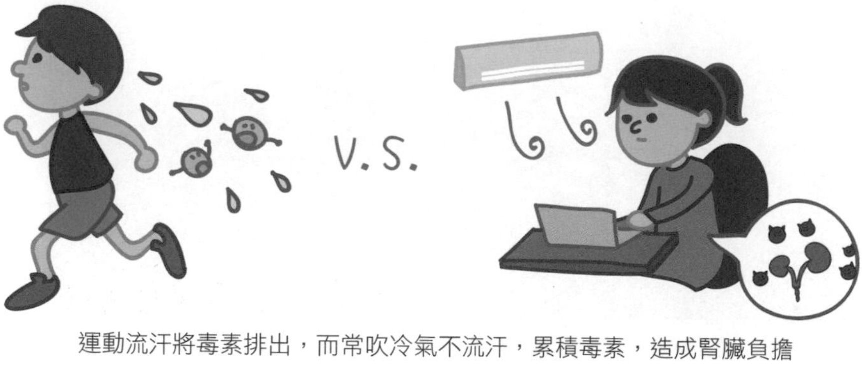

運動流汗將毒素排出，而常吹冷氣不流汗，累積毒素，造成腎臟負擔

負擔。

在自然醫學的診療領域，重金屬是造成中風、心肌梗塞等心血管疾病的關鍵，所以排除重金屬是自然醫學的重要工作。偏偏現在人一感覺熱就急著開冷氣，該隨著排汗一起排出的重金屬與毒素，反而因為空氣變冷而陷得更深，大部分積存在身體裡面，或是送到腎臟，所以說冷氣不僅是鼻子的殺手，恐怕也是洗腎，甚至癌症的禍首。

外出多戴口罩

在臺灣，嚴重的空氣汙染加上大陸地區不時飄來的霾害，嚴重影響肺部，也增加心臟病、癌症、糖尿病，甚至失智與不孕症等一系列健康問題。鼻子是第一個受影響的，建議外出時可配戴口罩。雨林的破壞、溫室效應等問題都讓大氣含氧量降低，有一位長

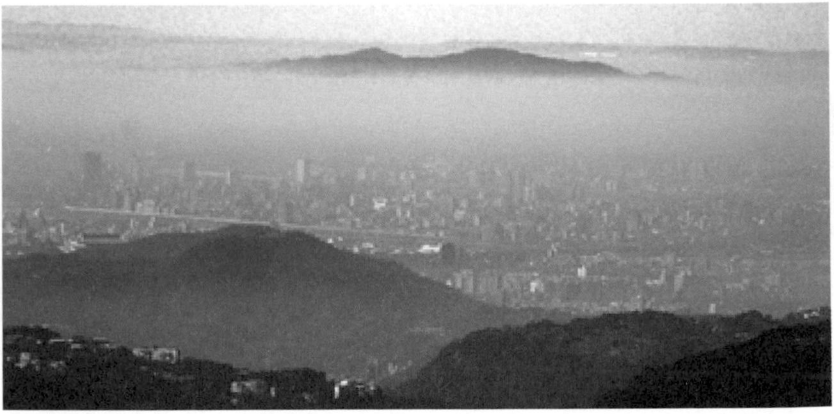

嚴重的空氣汙染第一個影響到的就是鼻子，外出可配戴口罩，減輕影響

年往來臺灣與美國兩地的朋友就提到：一回臺灣馬上感受到烏煙瘴氣，深深覺得我們能在臺灣活著是奇蹟。

少吃慢性過敏原食物

盡量避免牛奶、蛋、麵粉與糖所製作的加工製品，特別是蛋糕、甜點、零食，甚至麵包等食物，讓鼻子過敏的狀況不再發生。事實上，只要是吃外食，幾乎都在吃加工製品，加工製品的添加物過多，營養成分偏低，只有飽足感，提供給身體消化吸收的養分不僅低，甚至有許多毒素。

拒絕冷飲及冰品

小朋友鼻塞時讓他口含溫開水，不用三分鐘，就能改善鼻黏膜腫大的問題，減輕鼻塞症

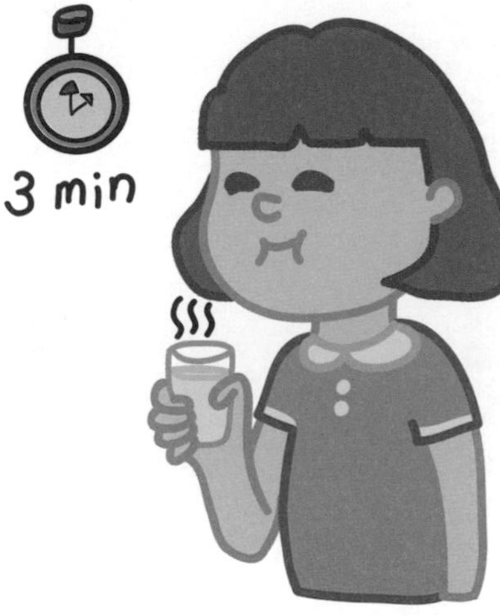

鼻子塞住的特效藥就是含溫水

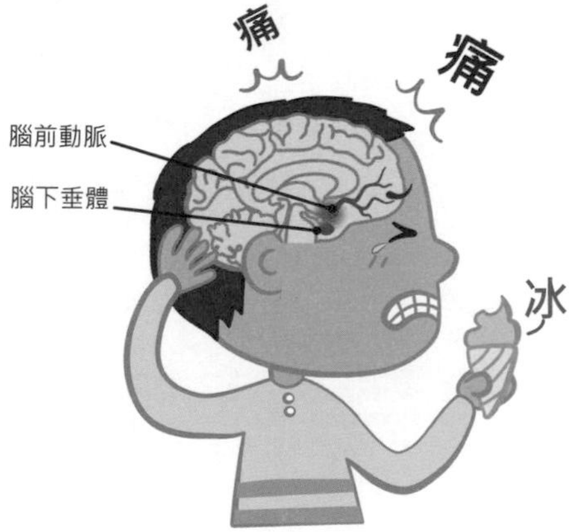

鼻腔後上方是腦下垂體，吃冰造成的低溫造成腦前動脈的極速擴張，也使腦下垂體功能低下

狀。鼻子的溫度影響鼻塞的程度，也深深影響鼻道上方不到半公分的腦下垂體。腦下垂體是影響小朋友生長發育關鍵的內分泌調控，大口吞下冷飲或冰品會直接降低口腔與鼻腔溫度，有些人的大腦對溫度非常敏感，為了維持溫暖而使血管擴張，讓內部組織獲得充分血液，但當大量血液湧入時，會增加腦部壓力，造成疼痛。

輔助鼻道擴張：鼻翼擴張貼、鼻道擴張噴劑

市面上販售的鼻翼擴張貼（Chin-Up Strips），可以協助鼻道擴張，可能讓精神變好，並且減少負面情緒產生與感冒次數。依據我的臨床經驗，平時常微笑就可以讓大小顴肌往上、往外擴張。另外，耳鼻喉科醫師提供改善鼻黏膜充血腫脹的「鼻道擴張噴劑」也是應急的方法。

八字貼提醒用鼻子呼吸

透過功能性矯正或是舌頭肌肉功能訓練後，常常看到小朋友仍舊習慣用口呼吸，這是因為用口呼吸已經變成習慣，這時候只要確認鼻道與氣道都是暢通的，我建議睡覺用透氣膠帶「倒八字型」貼法，但要注意透氣膠帶不要把嘴巴完全貼住。

耳鼻喉科醫師定期檢查與追蹤

孩子如果因為嚴重鼻塞與打鼾，而不得不用口呼吸，家長有必要帶到耳鼻喉科，請醫師做鼻道與氣道的評估，是否需要短暫使用藥物或噴劑，協助改善鼻腔內黏膜或息肉腫脹，甚至需要手術移除扁桃體、腺樣體。當然在進行任何手術治療前，最好用自然的方式協助小朋友改善。

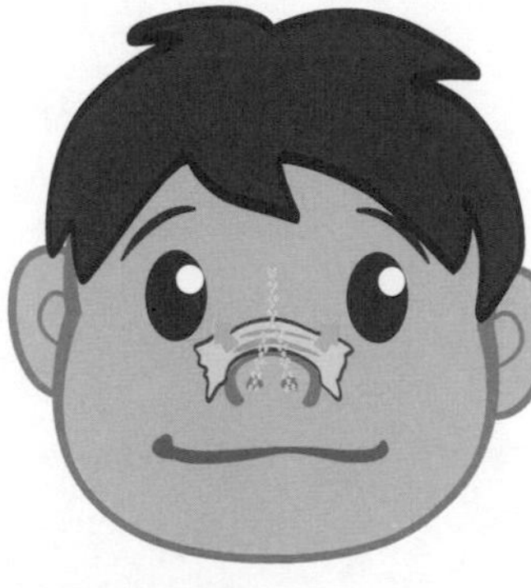

市面上販售的鼻翼擴張貼，可以協助鼻道擴張

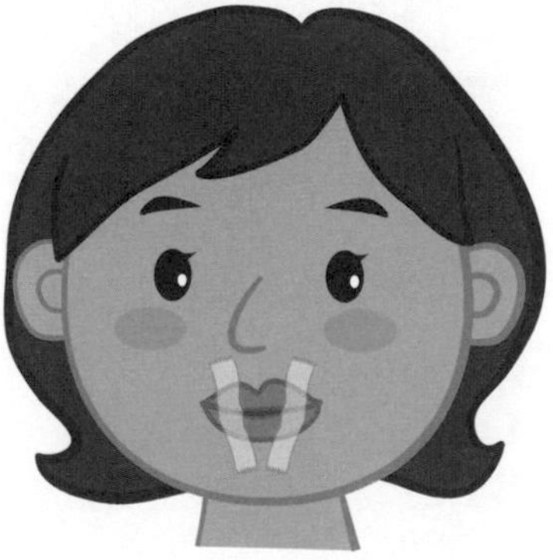

睡覺時用透氣膠帶倒「八字型」貼法，協助小朋友改用鼻子呼吸

Chapter 4

顎骨發育異常的併發症

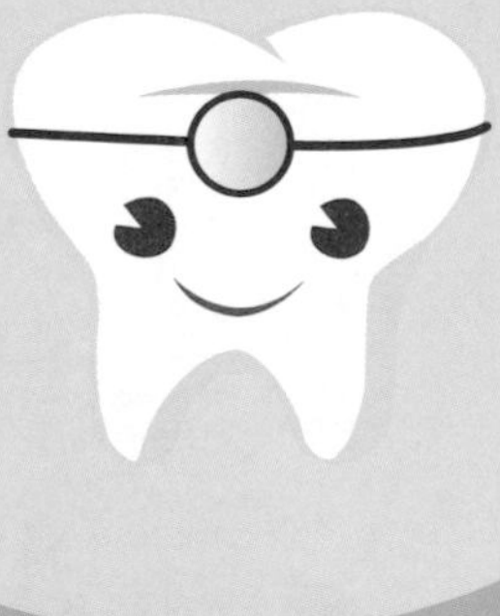

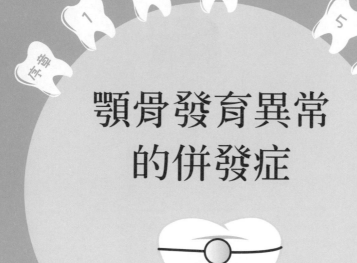

吞嚥正常

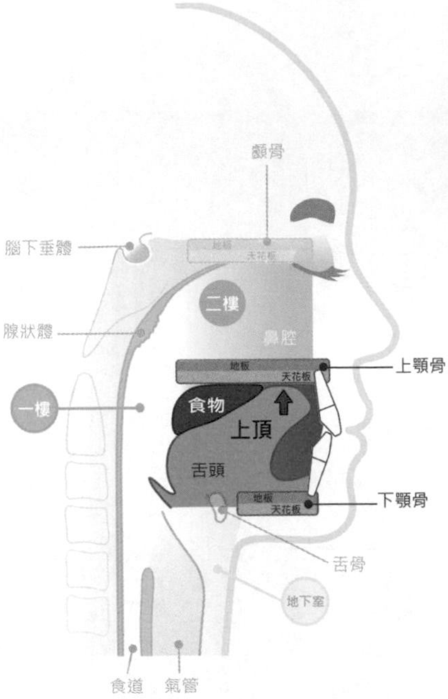
顱骨
腦下垂體
地板
天花板
二樓
腺狀體
鼻腔
地板
天花板
上顎骨
一樓
食物
上頂
舌頭
地板
天花板
下顎骨
舌骨
地下室
食道
氣管

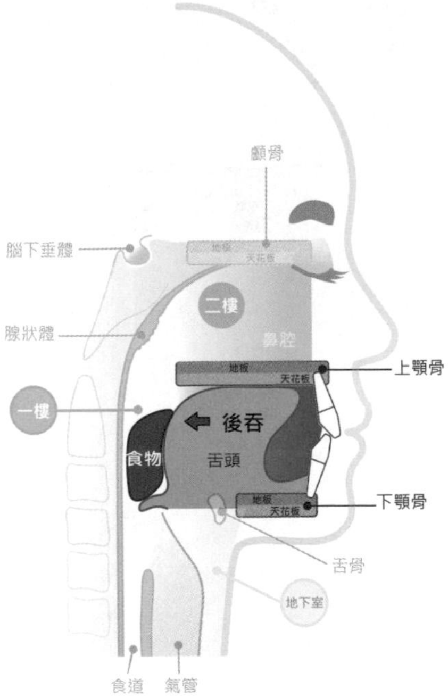
顱骨
腦下垂體
地板
天花板
二樓
腺狀體
鼻腔
地板
天花板
上顎骨
一樓
後吞
食物
舌頭
地板
天花板
下顎骨
舌骨
地下室
食道
氣管

吞嚥異常(戽斗)

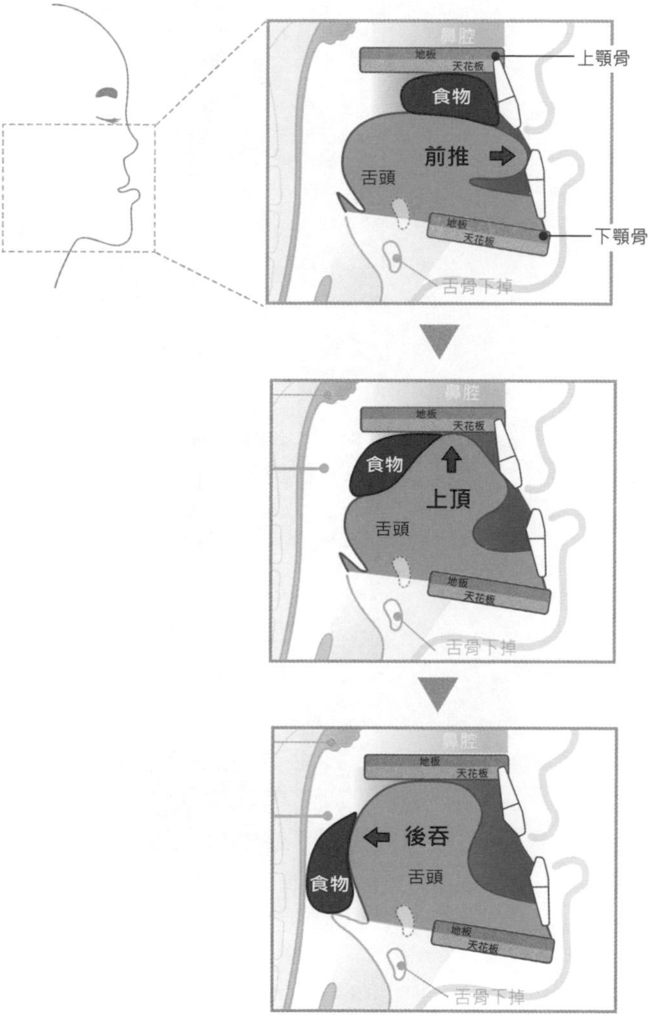
鼻腔
地板
天花板
上顎骨
食物
前推
舌頭
下顎骨
舌骨下掉
鼻腔
地板
天花板
食物
上頂
舌頭
舌骨下掉
鼻腔
地板
天花板
後吞
食物
舌頭
舌骨下掉

吞嚥異常(暴牙)

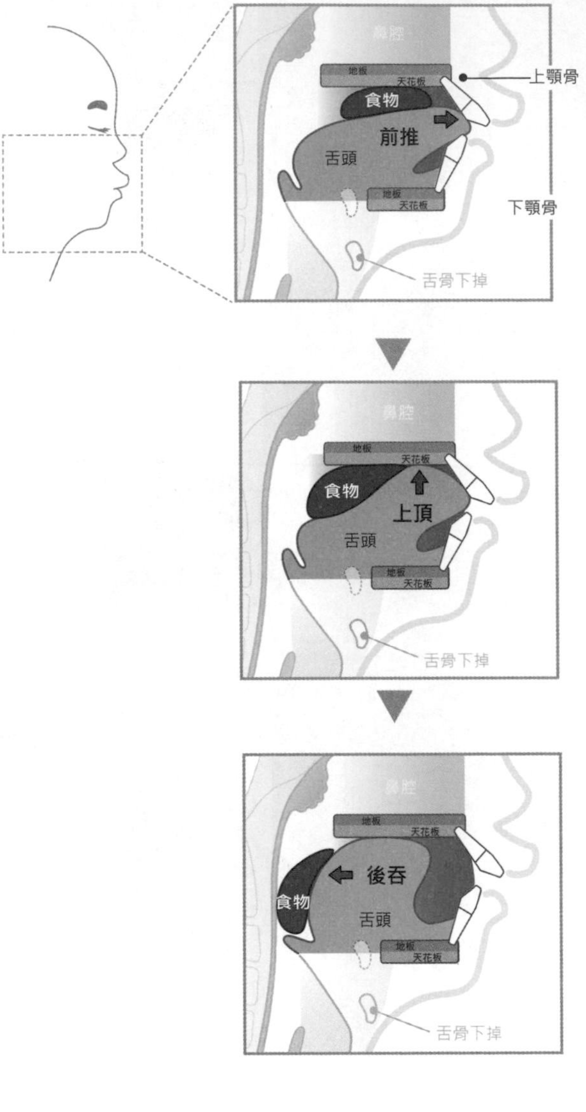

鼻腔
地板
天花板
上顎骨
食物
前推
舌頭
地板
天花板
下顎骨
舌骨下掉
鼻腔
地板
天花板
食物
上頂
舌頭
地板
天花板
舌骨下掉
鼻腔
地板
天花板
後吞
食物
舌頭
地板
天花板
舌骨下掉

4-1 吞嚥異常

先談語言功能障礙

語言功能障礙主因是舌頭的活動空間受限，也就是舌頭周圍的牙齒與顎骨圍繞出的空間不足。這樣的孩子學會講話的時間可能比正常孩子晚，說話可能大舌頭或是發音不準確，時常發生噎到、嗆到，甚至得到誤嚥性肺炎。

異常情況出現後，舌頭在進行發音時，也會反過來影響牙齒排列，容易推動牙齒往外暴出，使牙縫變大，甚至顎骨生長異常。

所謂大舌頭，可能真的是單純舌頭太大，但大部分是舌頭活動空間不足，可以觀

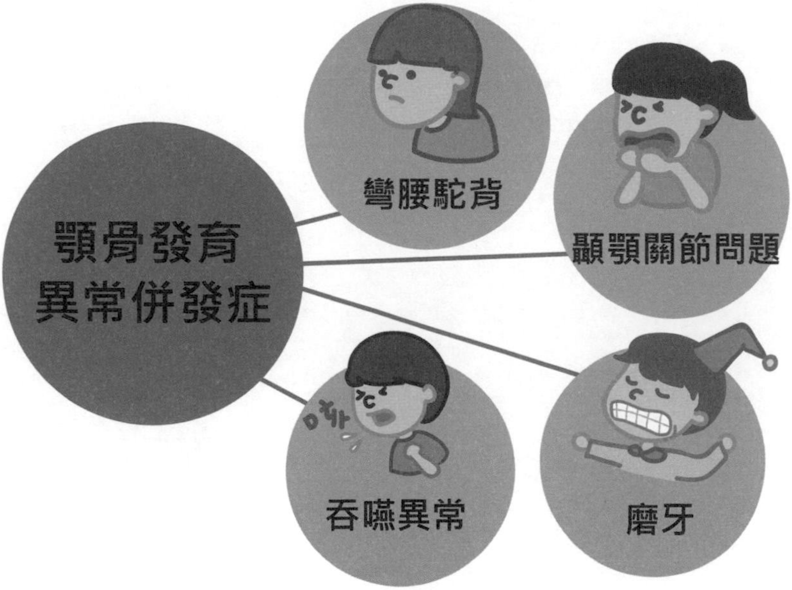

察舌頭邊緣是否有牙齒印痕，張口時舌頭是否擋住下排大臼齒。在舌頭功能弱化的狀況下，會有類似舌繫帶沾黏的情況，發音時好像含著東西講話，不太清楚。

大舌頭ㄉㄊ不分、ㄕㄙ不分、甚至ㄢㄤ不分等，要解決孩童發音，一般會先檢查沾黏的舌繫帶是否需要剪掉，接著最重要的是將顎骨發育導入正軌，牙齒排列在適當位置後，孩子口腔有了足夠的空間，再做舌頭與口腔周圍肌肉訓練，然後進一步做發音練習，導正語言功能的機會就大得多。特別是顎骨發育正常後，孩童的血液含氧量增加，大腦發育正常，自然有助於語言功能的提升。

大舌頭

我在小學時曾被老師笑稱「大舌頭」，因為常常ㄙㄕ不分，那時候我整天鼻塞，常常感冒，原因是咀嚼能力不足，也就是顎骨從小就因為食用過多精緻食物而發育不理想——顎骨狹窄，下巴小、舌頭沒有足夠的活動空間。大舌頭表示小牙弓，什麼是牙弓呢？就是上顎或是下顎整排牙齒排列起來的形狀。

如果小朋友口齒不清，希望家長與老師可以從另一個角度來關心小朋友是不是咀嚼能力比較不好，是不是從小攝取太多精緻食物，多關心多幫助，小朋友一定會用健康的身體與更好的精神狀況來回報的！

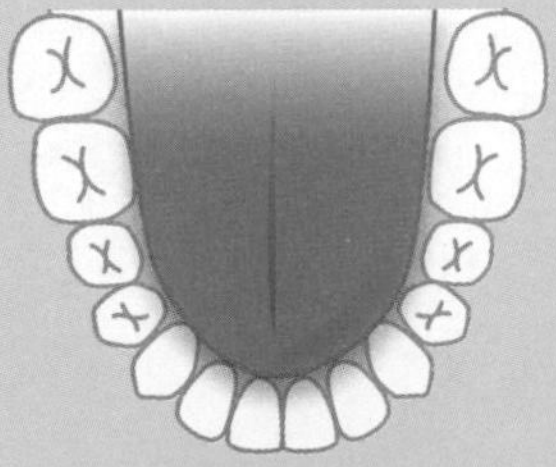

（正常牙弓）

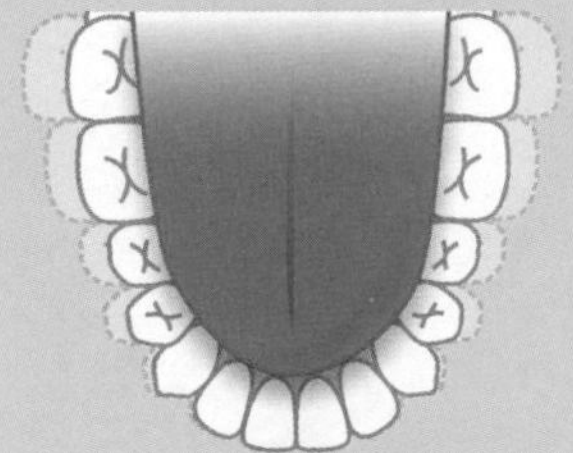

（牙弓窄）

牙弓窄，舌頭相對大

孩子語言功能異常，最常見的現象就是家長講話太快，而且從來不了解孩童的語言功能需要透過模仿才能學習。因此對話時，爸媽不能刻意反過來模仿孩子的辭彙，習慣講疊字。如果家長講話很快，孩童就無法看清對象使用的表情肌肉，也沒有辦法聽清楚講出來的話語，學習過程受阻，結果當然口齒不清。孩子語言功能異常時，家長也要檢討自己講話的習慣。

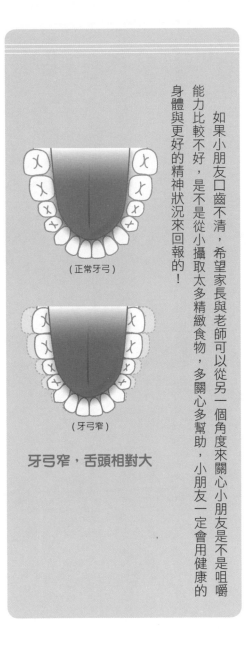

牙醫師可以採取功能性矯正，傳統矯正技術以拔牙為主，恢復臉型外觀為目的，後遺症可能是舌頭活動空間更不足，不僅產生發音異常、打鼾、顳顎關節症狀，而且舌頭產生強大推力將牙齒推歪。所以我這兩年來，力主以恢復上呼吸道暢通為目標的功能性矯正，增加口腔內舌頭活動空間，臉型美觀可能無法像傳統矯正的快速漂亮，不過口腔健康確實能夠獲得保障及改善。

矯正結束後，整天配戴類似空間維持器的裝置，在舌頭下方兩側墊高墊厚，習慣舌頭上移來說話，才有機會透過日積月累的習慣，產生長久性的舌頭功能改善，也需要語言治療師的協助，藉由語言治療師的專業來協助治療成果。

吞嚥異常的原因與後遺症

至於吞嚥異常的問題就比較複雜了，除了舌頭受限於顎骨發育與牙齒異常排列之外，還與口呼吸有極大關係。

正常時，舌頭只需要輕輕往上提，就可以完成吞嚥；口呼吸時，嘴巴張開，嘴唇肌肉失去張力，舌頭靜止位置被迫移到下牙床位置，以提供空氣進入通道，舌頭靜止位置長時間異常，吞嚥因此產生錯誤，特別在吞嚥時，舌頭需要從下牙床的位置往前推，再往上頂，才完成動作，舌頭因此多用力氣，吞嚥時程也拉長，而多半秒鐘就可能噎到或嗆到。

異常吞嚥時，舌頭前推過度，可能導致顎骨與牙齒被迫往前推出，造成牙齒前突，嚴重時會發育成骨骼性暴牙或戽斗。臉頰兩側的咬肌也為了支援舌頭前推，不自覺地重咬。久而久之，吞嚥異常的孩子在成年後，比一般人有機會長成國字臉，若再加上磨牙、長時間嚼食硬物或長期處於壓力緊張的狀態，就更難避免了。

練習將舌頭活動或靜止的位置往上移動，自然貼附上顎骨與前顎骨的交界位置，在發育期促進前顎骨發育，讓鼻子比較挺直，也避免舌頭前推過度而造成齒列不整。矯正完成的病患要特別注意，舌頭前推的力量仍舊會讓牙齒前暴，或是往兩側推擠使小臼齒區開咬。

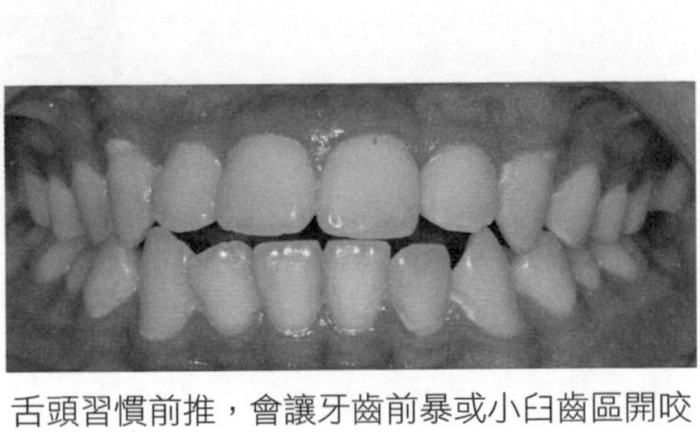

舌頭習慣前推，會讓牙齒前暴或小臼齒區開咬

治療舌頭與口腔周圍肌肉功能異常，首先採取讓病患上下顎骨發育回復正常的步驟，左右橫向要夠寬，前後位置要正確，垂直高度要足夠。顎骨發育正常後，牙齒排列、舌頭活動自然有足夠空間，在這個狀態下進行舌頭與口腔周圍肌肉功能的訓練，才會事半功倍。

家長如何檢視孩子是否吞嚥異常？

□牙齒排列不整齊，特別是牙齒前暴。

□有暴牙或戽斗的臉型

□發音異常

□嗆到、噎到、誤嚥性肺炎

□舌頭習慣推擠門牙

□吞嚥時外觀可見嘴角下垂與下巴皺摺

□吞嚥時牙齒會用力咬合

□嘴巴張開無法吞下口水

□吞嚥時兩側咬肌過度用力成國字臉

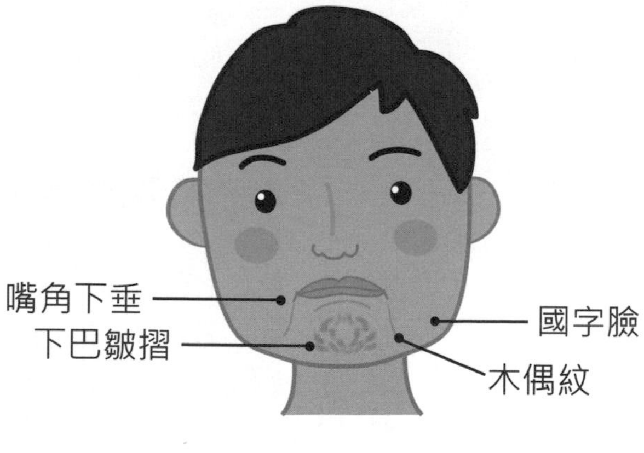

吞嚥與發音異常怎麼辦？

多到戶外講話，將氣吸飽，然後用肚子（丹田）出力的方式說話，也盡量試著把發音發準，要記得不要用喉嚨喊。（特別是老師等需要常講話的職業，要盡量減少因為常說話而喉嚨受傷的機會。）

在戶外說話，音量比較大聲，是訓練舌頭肌肉最簡單自然的方法，現代人因為生活與工作都以室內為主，說話輕聲細語，聲音容易低沉，舌頭縮在喉嚨就可以講話，小朋友更容易口齒不清，所以建議父母多帶小朋友一起到戶外、多晒太陽、多呼吸新鮮空氣，試著講講話，讓小朋友藉由用較大音量說話的練習來提升語言功能。另外，平時開口練習吞口水；閉口練習含小口水快步走，或使用吞嚥訓練器。

閉著嘴巴運動

運動時，閉著嘴巴用鼻子呼吸，只要輕輕閉著嘴巴，舌頭就會習慣往前上顎輕輕頂著，甚至含一小口水，強制用鼻子呼吸，由於運動時需要較大的呼吸量，用鼻子呼吸，不僅能練習肺活量，增強呼吸肌肉，更可以強化舌頭用力往前上方。

有口齒不清、吞嚥異常也可能是舌繫帶沾黏，也就是舌頭下方的繫帶好像將舌頭綁在舌底，讓舌頭無法自由活動，甚至因為繫帶的拉扯，舌頭習慣後縮，間接造成打鼾症狀。請牙醫師看一下舌繫帶是否沾黏，舌繫帶手術是非常簡單的小手術，請熟悉舌底解剖構造的牙醫師，上個麻藥將舌繫帶剪斷，或是用雷射打斷，讓舌頭恢復自由。

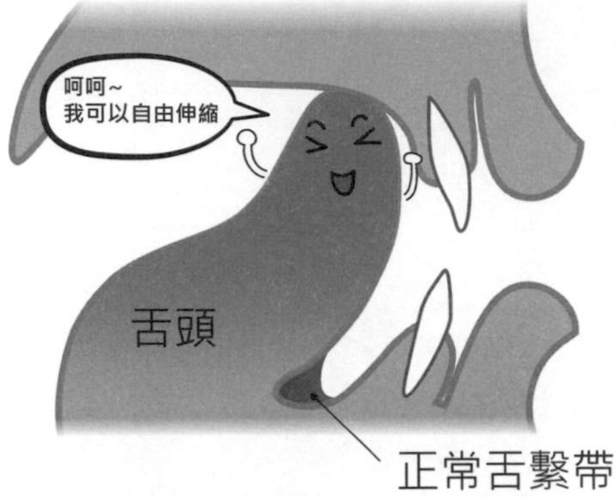
呵呵~
我可以自由伸縮
舌頭
正常舌繫帶

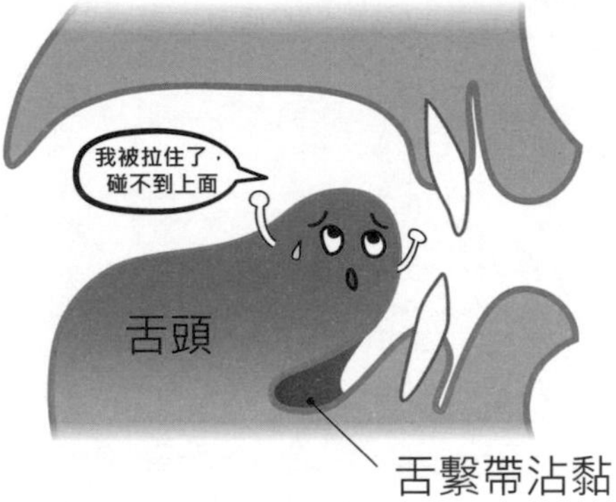
我被拉住了，
碰不到上面
舌頭
舌繫帶沾黏

4-2 惱人的夜間磨牙

很多人抱怨枕邊人有夜間磨牙的症狀，當上下牙齒咬合磨耗，會發出尖銳的嘎嘎聲，擾人清夢。不少孩子晚上睡覺時會磨牙，特別是有鼻過敏、打鼾、齒列不整症狀的孩子，情況更是常見。大部分的磨牙都不是單一因素，所以建議多用幾種方法，嘗試減輕孩子的症狀。

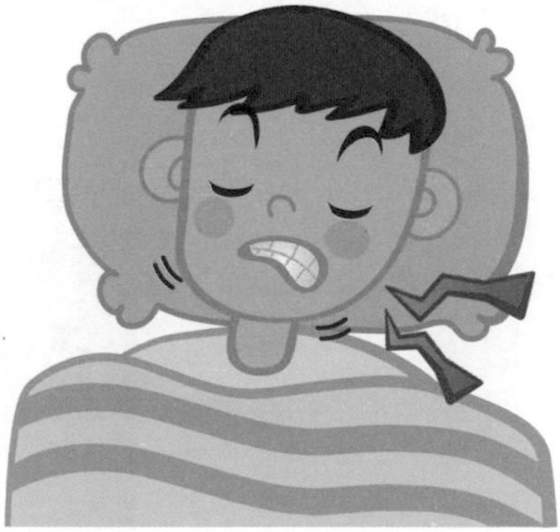
不少孩童晚上睡覺時發生磨牙，特別是有鼻過敏、打鼾、齒列不整症狀的孩子

壓力的問題

孩童的壓力來源大致分兩種，一種是環境的壓力，例如，居家附近吵雜的聲音，在學校遭到霸凌、常常挨罵等心理因素，也可歸類為環境對孩童的壓力，家長若發現孩子有不自覺咬指甲、咬衣服的異常行為，就要多關心。另一種壓力是來自照顧者，主要是父母親，個性急、說話快、生活步調太快的家長，孩子無所適從之外，也模仿到急性子，給自己造成無形的壓力。

解除壓力並不容易，需要從長遠的角度來看待，是不是假日多到戶外走走？是否養成運動習慣？是否生活步調可以放慢一些？是否可以讓孩童提早半小時起床，而不是急急忙忙起床，早餐還來不及吃完就趕著出門上學。甚至不妨尋求身心科醫師治療，聽從專業意見，協助改善。

缺氧的問題

誠如前文所提，齒列不整與咬合不正的原因，來自於從小咀嚼習慣沒有建立，進而影響顎骨發育不理想，影響最大的就是鼻道與氣道進氣量不足，最後造成缺氧。當孩童睡著時，頭頸部肌肉會自然放鬆，造成已經狹窄的氣道阻塞，發生打鼾，加重了缺氧狀況。此時交感神經系統啟動，以擴張上呼吸道，頭頸部肌肉開始用力，先透過下顎左右磨動，協助氣道打開，甚至翻來覆去，肺部大力吸氣，出現喘息聲。醫師可透過檢測氣道的方式，了解是否因缺氧導致磨牙，再做下一步治療。

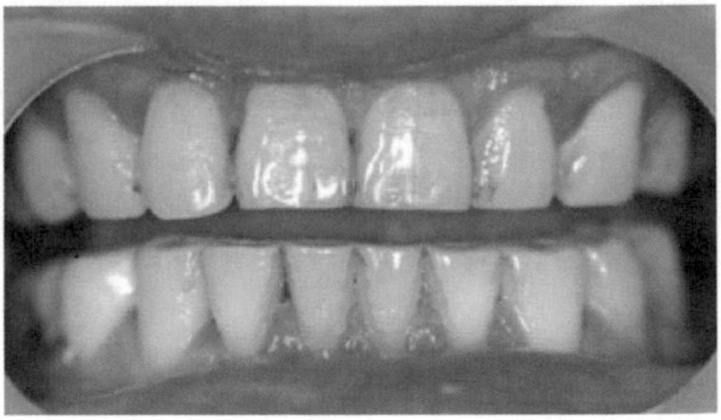

「日有所思，夜有所夢」，典型壓力類型的夜間磨牙患者，其實白天就有緊咬牙齒的習慣

睡眠障礙

小朋友睡覺前鬧脾氣，早上起床時又有起床氣，是脾氣差，還是睡眠品質不好？最常見的問題往往是睡眠期間缺氧，特別是鼻塞與打鼾兩大症狀，睡覺時空氣進到肺部的比例降低，導致血液中含氧量不足，容易磨牙、踢被子，更導致交感神經亢進，讓睡眠品質更差，不容易睡得好，當然容易有起床氣。

小朋友睡前鬧脾氣其實就是累了，可以說是缺氧造成的情緒問題，養成早睡早起，與按時入睡的習慣才是解決之道。我的女兒常常在假日外出遊玩回家後，出現大哭大鬧的狀況，後來外出時也讓她該午睡就睡一下，盡量傍晚前到家，提早睡，後來幾乎看不到睡前哭鬧的狀況了。不讓小朋友延誤睡眠時間，自然可以減少睡前鬧脾氣的問題。

大人睡不好有兩種狀況，一種是失眠，一種卻是昏睡。失眠的狀況有如小朋友起床氣的結果，往往是睡眠中血氧量不足的結果，可能是鼻塞或打鼾造成缺氧，但也可能是焦慮、煩惱、或過度思慮造成腦部耗氧量過高，交感神經亢進的結果。平日多做有氧運動或多做深呼吸提高血氧量，也促進自律神經平衡，遠離菸酒造成神經系統亢進，按時入睡。聽輕音樂或是透過精油來促進副交感神經亢進，都有理想的效果，當然關鍵是要注意鼻道與氣道暢通，才是根本解決之道。

昏睡就有趣了，我問一些病人睡得好不好，特別是肥胖的男性病人總是說很好，一覺到天亮，其實是鼻塞與打鼾造成缺氧的結果，我會開玩笑說那是昏迷而不是睡覺。他們雖然沒有失眠患者的焦慮問題，但其實也沒有好好休息，不僅如此，睡眠中猝死或是出現心血管疾病的機會很大。還是建議去做睡眠評估，盡早防範，減少意外，也讓白天有好精神。

我嘗試將女兒的顎弓擴開後，原本調皮搗蛋，睡前容易哭鬧的小寶貝，變得專注力提高，也比較貼心，不高興的情緒也少了很多。我女兒的朋友，一個活潑的小男生，長期受鼻子功能低下的影響，嚴重到耳鼻喉科醫師建議手術改善鼻過敏。小

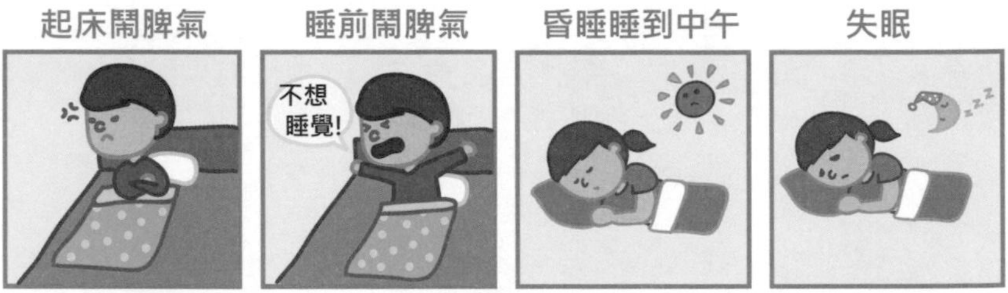

這些睡眠障礙常常是因為打鼾和鼻塞造成缺氧問題所以睡眠品質不好。

改善方法：

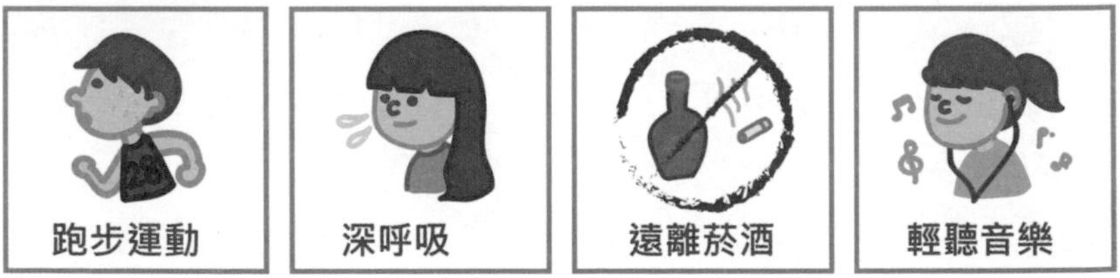

男孩鼻子不通睡不好，睡覺時甚至爬起來坐著睡，這不是不乖，而是人為了生存的本能，也就是維持氣道暢通的簡單方法，我建議先採用全食物的飲食，最多只能跟我女兒一樣，星期五才能吃含有乳製品與麵粉的食物，然後做顎弓擴開治療，盡量咀嚼促進顎骨發育，同時多晒太陽、多運動，解決鼻子的困擾。

孩子睡不好，怎麼辦？

- 讓孩子在自己房間睡覺。
- 白天勿睡太久。
- 睡前避免跑、跳等活動量大或容易興奮的遊戲或活動。
- 製造愉快的氣氛，引導孩子開心地去睡覺。
- 選擇說故事、聽音樂、唱兒歌等輕鬆的活動。
- 把房間光線調暗，製造安靜環境，幫助孩子入睡
- 讓孩子選擇喜愛的玩偶陪伴入睡。

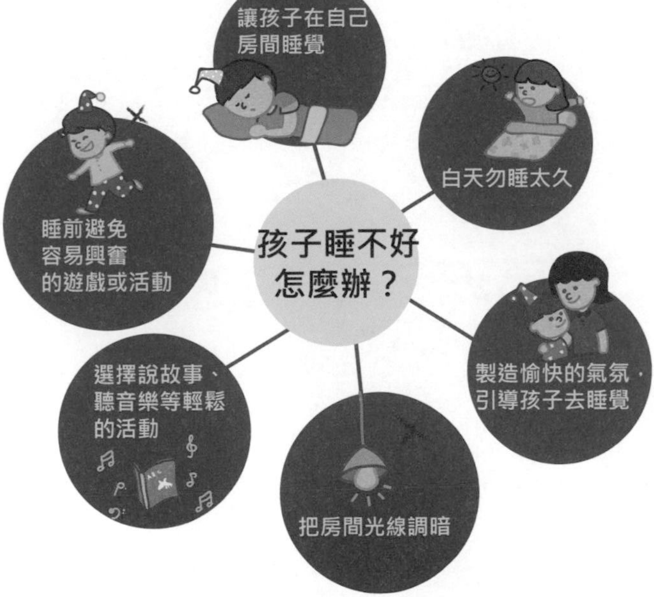
孩子睡不好
怎麼辦？
讓孩子在自己
房間睡覺
白天勿睡太久
製造愉快的氣氛，
引導孩子去睡覺
把房間光線調暗
選擇說故事、
聽音樂等輕鬆
的活動
睡前避免
容易興奮
的遊戲或活動

家長怎麼幫助孩子改善睡眠障礙？

對孩童而言，最好的運動就是跑步。跑步可以自然把脊椎前後與左右扶正，讓身體肌肉的協調性回到最佳狀態，加速身體新陳代謝，也加速身體重金屬等毒素排出。如果運動完畢加上半小時以上的舒緩時間，還可以放鬆身體的緊繃程度，不讓釋放的壓力反彈，有效降低各種壓力對身心造成的影響。也可以做伸展動作，像是瑜伽、拉筋操都能有效舒緩肌肉張力。

經常運動獲得舒適感，日久習慣成自然，才可以有效減輕壓力對人體的影響。無論是運動或是伸展動作，事前一定要練習腰部挺直、微笑、深呼吸，甚至聳聳肩、抬抬腳，讓身體可以獲得足夠的氧氣，同時讓身體在恢復均衡的狀況下，獲得最大的效果。

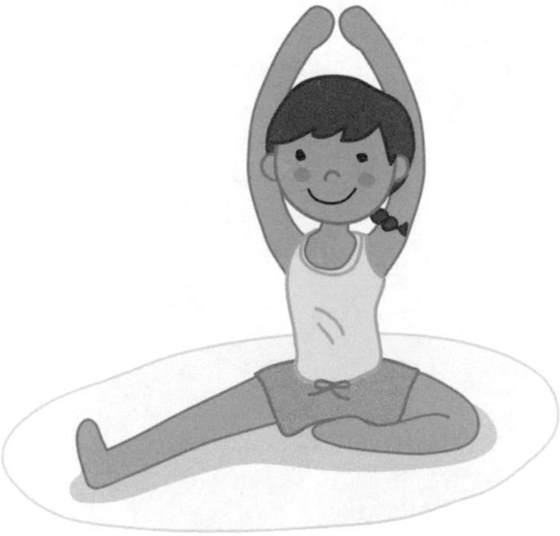

除了跑步以外，瑜珈與拉筋操也可以紓緩肌肉張力，減輕壓力。

睡眠問題

一般人提到睡眠品質不好，直接就想到失眠，事實上，睡眠品質不好包括失眠、淺眠與像昏迷般的昏睡。失眠是睡不著，淺眠是容易醒來，而昏睡則是沒有睡眠品質的倒頭大睡。

加工食品過多不當添加物、空氣汙染、工作過勞與各種壓力，一再讓人增加耗氧量，處於嚴重缺氧的亞健康狀態，最容易發生的就是睡眠問題。

為何爸爸往往呼呼大睡，媽媽卻總是失眠睡不好？

爸爸白天工作勞累，回到家常常倒頭大睡，到了白天該起床的時候，卻好像還沒睡一樣，叫也叫不醒，或是醒來卻還想再睡，這樣的睡眠其實和昏迷一樣，昏睡並不是睡得很沉，而是睡眠期間可能因為鼻塞與打鼾而造成嚴重缺氧，身體又因為白天工作勞累，晚上倒頭大睡的時候，身體用最低能量維持生命，但是很有可能在睡眠中猝死，特別是清晨四～七點產生中風、氣喘、心肌梗塞的機率大增。在目前健保體系下，重度睡眠呼吸中止症已經可以領殘障手冊，可以想見打鼾等上呼吸道阻塞的問題，已經嚴重影響生命安全。男性睡眠時，交感神經低落，副交感神經又沒有辦法像女性一般健全，一旦睡著缺氧，就容易像睡死一樣，整個自律神經功能都處於停頓的邊緣。

媽媽心思細膩，大腦容易活躍而缺氧，失眠睡不著，耗氧量更大，容易磨牙，同時過度焦慮與神經緊繃。白天容易精神不濟，如果喝咖啡或茶葉醒神，使交感神經過度工作，耗氧量又增加，為了避免缺氧，自主神經活性高，特別是交感神經亢進而造成失眠，變成惡性循環。

女性容易失眠，男性容易昏睡，不過不管如何，都是缺氧，應該先從暢通上呼吸道著手治療。

對小孩子來說，每天充足的睡眠是非常必要的，睡眠時生長激素才會大量分泌，可是鼻塞與打鼾嚴重影響小朋友的睡眠品質，最常見的就是尿床與發脾氣，不是起床氣就是睡前無端哭鬧，其實就是腦部的血氧量已經不足。小朋友的情緒只是表象，家長千萬不要因為小朋友哭鬧就跟著生氣，反而應該要多注意，生活作息要正常，不要讓小朋友玩過頭。

牙醫師能做的治療

換完牙齒前的乳牙或混合齒列階段，僅能做觀察，不做任何治療，家長可選擇書中建議的運動，與改善呼吸道的做法來幫助孩子。而換完恆齒的小朋友或長滿恆牙齒列的成人，一般牙醫師會建議：

1. 睡覺時配戴咬合板輔助治療：它是一片供咬磨的透明壓克力板，透過墊高咬合減少臉頰肌肉張力，減低尖銳的磨耗聲，使牙齒不被過度咬耗。

2. 隨時注意身體姿勢，避免彎腰駝背讓頭顱位置改變，進而造成過度緊咬。
3. 改正口呼吸與吞嚥異常的壞習慣。
4. 做上呼吸道暢通與否的評估，協助患者擴張上呼吸道。
5. 避免進食引起鼻過敏的食物。
6. 由牙醫師評估是否透過功能性矯正。

4-3 顳顎關節症狀

顳顎關節是在耳孔前方一公分左右，身體唯一有左右對稱關節與頭顱骨結合的骨頭，下排牙齒就位在這塊下顎骨頭上面，牙齒咬合以這左右對稱關節為支撐點做上下移動，顳顎關節可以說是進食咀嚼最關鍵的結構。

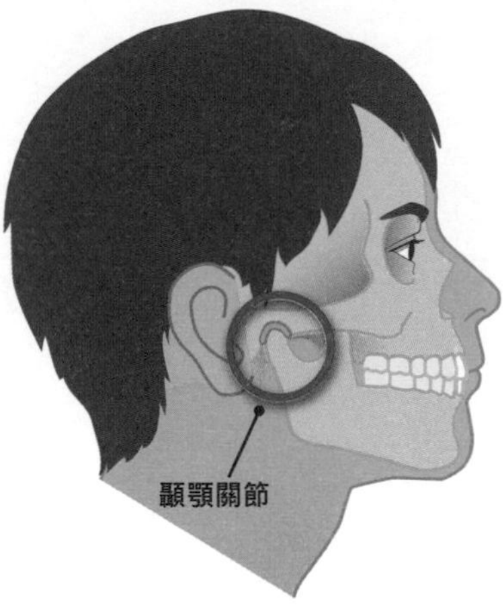

家長如何檢視孩子是否有顳顎關節症狀？

□夜間磨牙、白天牙齒緊咬
□張口時，顳顎關節有聲音
□早晨頭痛、顎骨痠痛
□牙齒容易出現碎裂、斷裂
□牙齒旁的骨頭隆起
□耳鳴
□上下牙齒咬合時下巴不對稱
□顳顎關節疼痛
□下巴容易脫臼鬆動
□偏頭痛
□嘴巴張不開（正常張口時，上下門牙可以張開約四公分左右為正常）

造成顳顎關節疼痛的原因

可能是關節受到外傷、關節長時間過度受力、關節所處位置的經絡發生阻塞（通常是第一頸椎引起），也可能是關節周圍的肌肉筋膜發炎。

以握拳頭的方式說明顳顎關節長時間過度受力：請讀者握緊拳頭，相信不到一分鐘，大家就會覺得手指與手掌的肌肉稍微痠痛，好比久未運動，運動時身體容易因為氧氣供應不足，部分肌肉行無氧呼吸導致乳酸堆積，造成運動後肌肉痠痛，只要適當休息，肌肉痠痛情況是可以回復的。

刻意每天練習握緊拳頭，久而久之，即使握十分鐘以上也不累，只是經年累月的練習，雖然肌肉不會痠痛了，但是手指與手掌的關節開始疼痛，長時間施力過度導致硬組織關節頭磨耗，這是不可逆的，等於是運動員

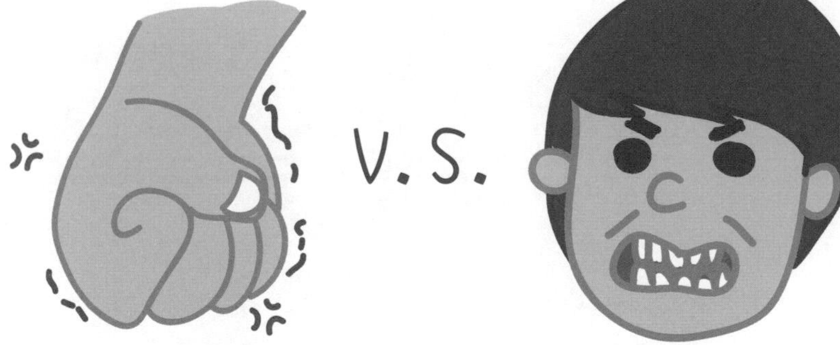

顳顎關節疼痛好比或長時間握緊拳頭而手痛，長時間緊咬牙齒造成顳顎關節疼痛。肌肉張力增加不是來自過度的壓力，就是氣血量不足的呈現

過度運動造成的傷害，往往終結運動員的職業生涯。

不管是心理壓力或是身體姿勢異常，造成上下牙齒被迫緊咬，日復一日就會造成顳顎關節傷害，產生痠痛、疼痛或張不開等各種症狀。

顳顎關節症狀和口呼吸與異常吞嚥有關係，請讀者刻意將下巴往前移，可以發現關節容易痠痛，長時間的口呼吸與異常吞嚥習慣，不僅導致顎骨發育與牙齒位置異常，更是造成顳顎關節異常受力的關鍵，可以說先有此遠因，才有後來姿勢與頭顱位置異常的結果，最後頸椎受力過大，從頸椎的經絡依序阻塞造成顳顎關節症狀。

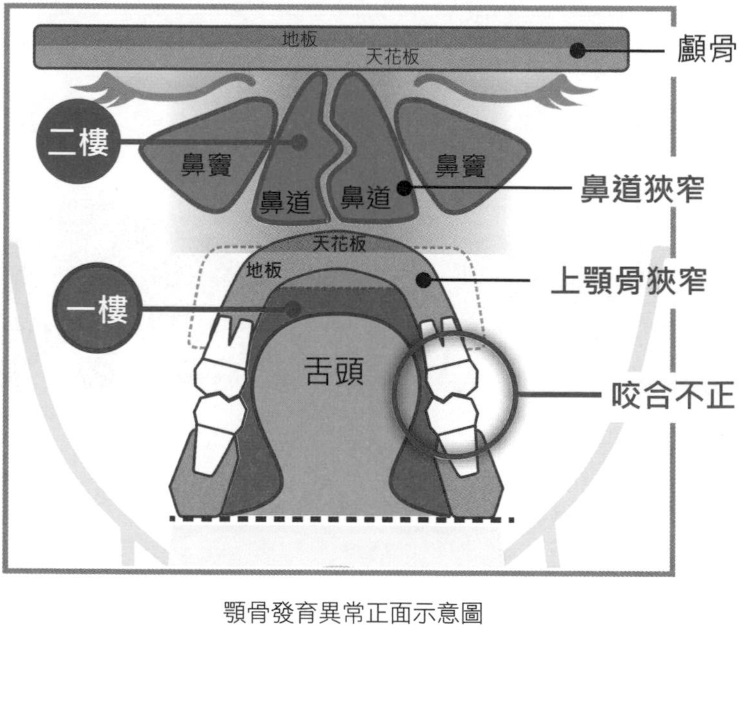

顎骨發育異常正面示意圖

當舌頭活動空間不夠時，牙齒的排列也跟著異常，連舌頭休息時也過度用力，造成臉頰肌肉緊繃，特別是到了晚上睡覺時，舌頭向氣道壓迫，氣道不暢通，血氧量降低，加上壓力可能加重磨牙症狀，所以壓迫駱駝的最後一根草出現了——顳顎關節開始疼痛。

由此可見，顳顎關節疼痛不是吃藥、打針就可以解決的，勢必要從顎骨、肌肉，甚至全身的骨架與筋膜連動的角度檢視病因。

下巴脫臼的問題

可先觀察牙齒咬合，當牙齒左右磨動時，不是理想中的犬齒導引，反而變成後面大牙的咬合導引，造成顳顎關節擾動過度，如果連接關節盤的外翼肌又長時間緊繃，就容易發生下巴脫臼。

在環口的X光片中，病人下顎前移時，發現疼痛側

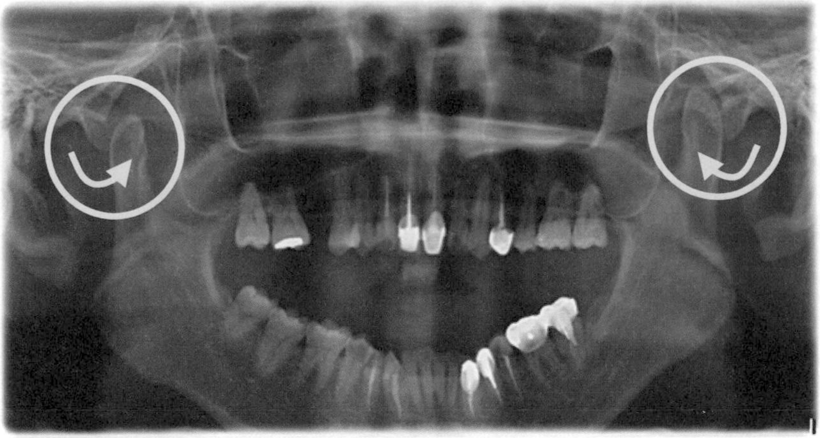

下巴脫臼的X光圖

的關節沒有前移，顯示拉動關節盤或是下顎髁頭的肌肉沒有適當收縮來拉動骨頭。牙醫師通常會採用按摩、注射肉毒桿菌等方式緩解肌肉張力，改善症狀。再配戴咬合板來紓解關節、牙齒與口腔周圍的肌肉張力，減少顳顎關節症狀。

為何拉動關節盤或下顎髁頭的肌肉長期緊繃？到最後還是需要觀察鼻道與氣道是否正常，如果需要，將以促進顎骨發育為目標的功能性齒顎矯正來治療，不然就是透過慢跑、快步走及身體骨架平衡法（腰挺直、微笑、深呼吸、聳肩、抬腳、甩手與走路）來緩解肌肉緊繃。

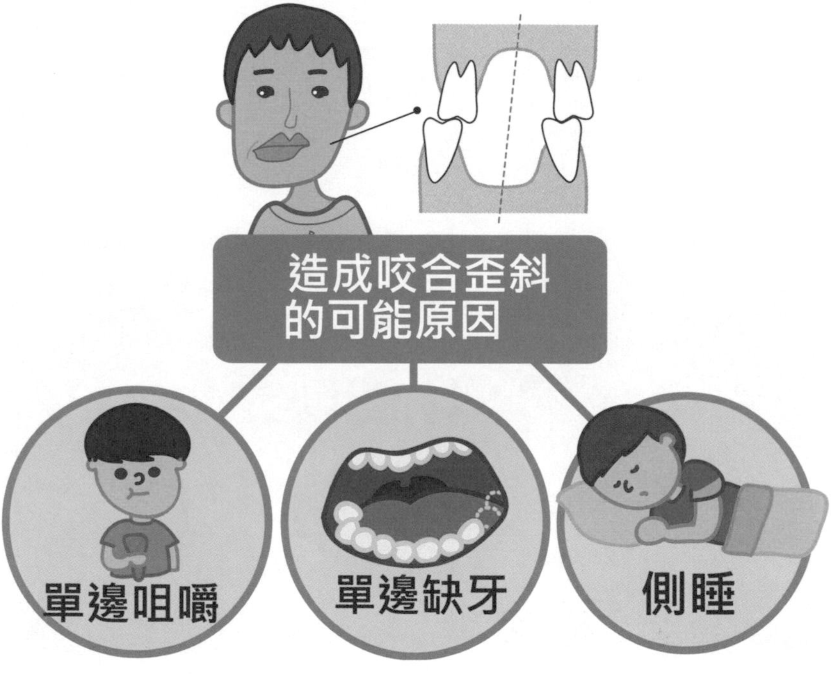

從結構醫學看顳顎關節症狀

1. 彎腰駝背、身體姿勢產生異常，頸椎壓迫後，後續造成顳顎關節的症狀。
2. 脊椎側彎與長短腳造成單邊顳顎關節症狀。
3. 小下巴，深咬造成長時間下巴往後的結果，顳顎關節因為門牙的導引而過度受力。

從壓力看顳顎關節症狀

1. 壓力大，工時長，全身肌肉緊繃度高，容易造成肌肉張力異常，特別是不對稱的狀況出現時，就容易出現顳顎關節症狀，甚至偏頭痛。
2. 鼻塞與打鼾等上呼吸道狹窄問題，造成身體血氧量不足，交感神經亢進的自律神經失衡，進一步造成肌肉張力增加的問題，結果同壓力的困擾。

「動物實驗」顎骨發育不良導致生育率降低

透過貓的飲食改變，提供熟食的結果，貓的咀嚼功能低下，導致上顎發育不足，甚至影響脊椎與骨盆，最後導致無法生育。

顳顎關節疼痛的自我紓緩疼痛方法（對偏頭痛也有效）

步驟一：門牙輕輕牙尖咬牙尖

門牙輕輕牙尖咬牙尖，這時候顳顎關節周圍的肌肉處於張力最低的狀態，有助於紓緩肌肉緊繃。下顎往前往下移動，有助於顳顎關節往前下移動，減輕「顳顎關節頭」壓迫「顳顎關節窩」的力量。下顎往前往下移動，可讓氣道擴張，有助於空氣進入肺部。

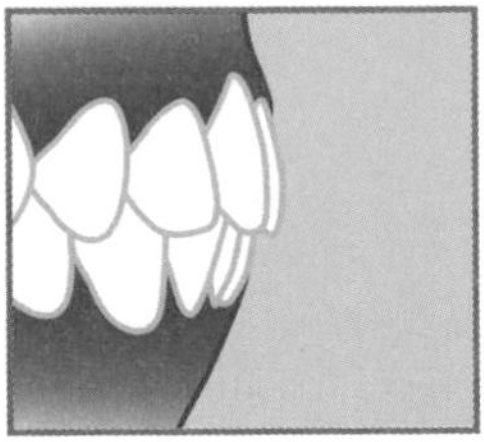

步驟二：接著腰挺直、微笑、用鼻子深呼吸

腰挺直的目的：

- 端正身體姿勢，緩和頭頸部肌肉的張力，減輕顳顎關節到腳部肌肉筋膜的拉力。
- 紓緩頸椎的壓力，使控管顳顎關節肌肉的頸椎神經系統恢復正常。
- 增強心臟的功能（註），血壓與心跳可以稍微緩和，血液的運送卻更流暢。
- 下顎自然前移，有助於舒緩顳顎關節盤被外翼肌往前拉緊的力量，減輕顳顎關節疼痛。

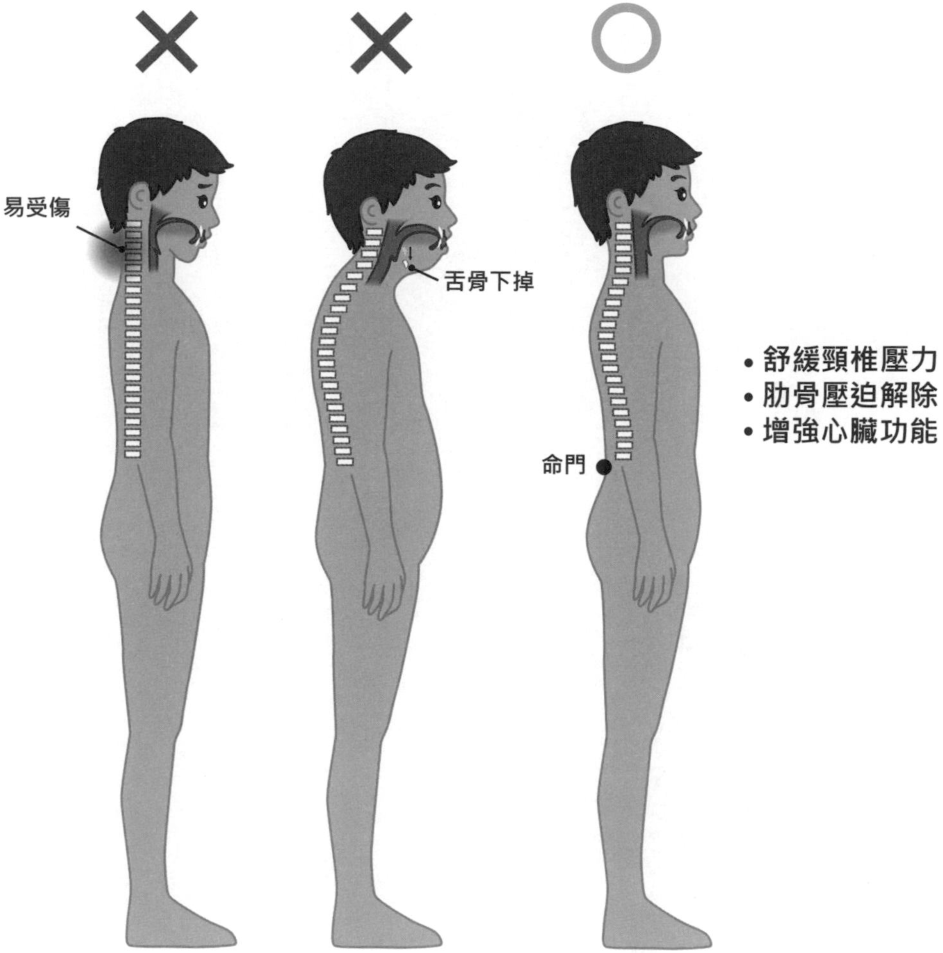
易受傷
舌骨下掉
命門
• 舒緩頸椎壓力
• 肋骨壓迫解除
• 增強心臟功能

微笑的目的：（大小顴肌上提）

■ 擴張鼻道，增加鼻子的進氣量。

■ 微笑時，舌頭會自然頂到上顎，此時氣道會擴張，也有助於氣道的暢通。

■ 咬合放鬆，上下牙齒輕碰，舒緩牙根周圍眾多協助維持身體平衡的本體感覺接受器，加速身體平衡。

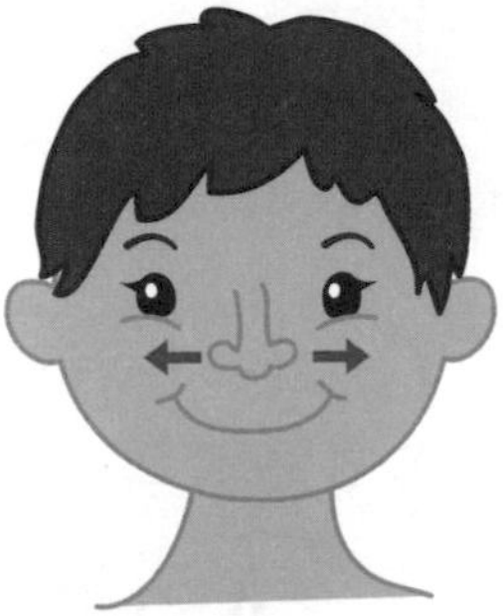

擴張鼻道

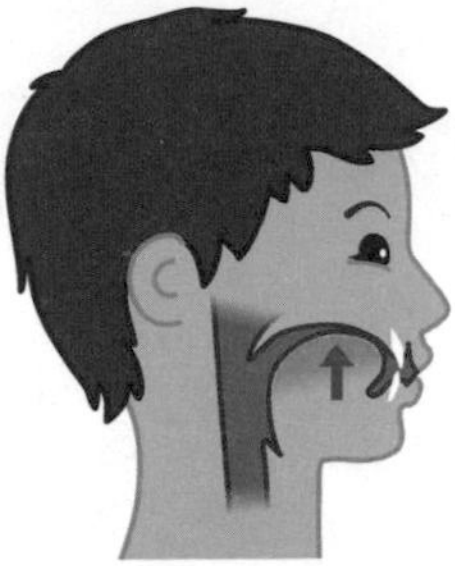

舌頭輕頂上顎
氣道擴張

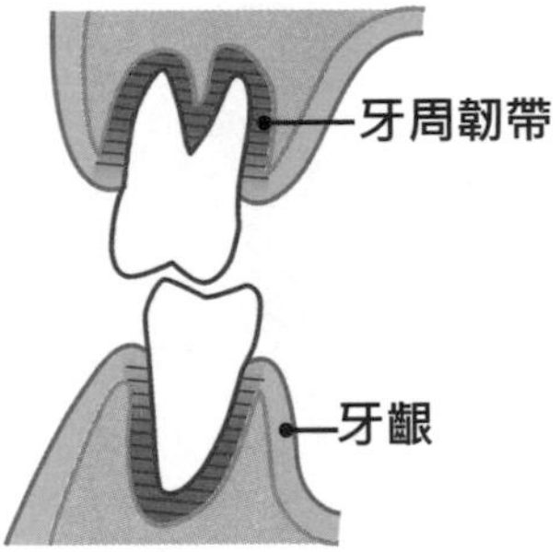

咬合放鬆
牙周韌帶內的
本體感覺活化

深呼吸的目的：

- ■ 促進呼吸效率，提高身體血氧量。
- ■ 調和自律神經（吸氣可以提升交感神經，呼氣可以提升副交感神經）。
- ■ 讓頭頸胸的姿勢更加端正，因而舒緩頭頸部的肌肉緊繃。

以上這些動作與快步走、慢跑、跳繩都有異曲同工之妙。口腔維持牙尖咬牙尖的動作（可以增加二～四公分的高度為佳），舌頭輕輕頂著上顎門牙，吸小腹腰挺直，大約三～五分鐘，大部分病患的顳顎關節症狀會稍微舒緩，在頭頸部肌肉鬆弛，血氧量提升，自律神經均衡，然後可以開始做聳肩與抬腳的緩和運動。

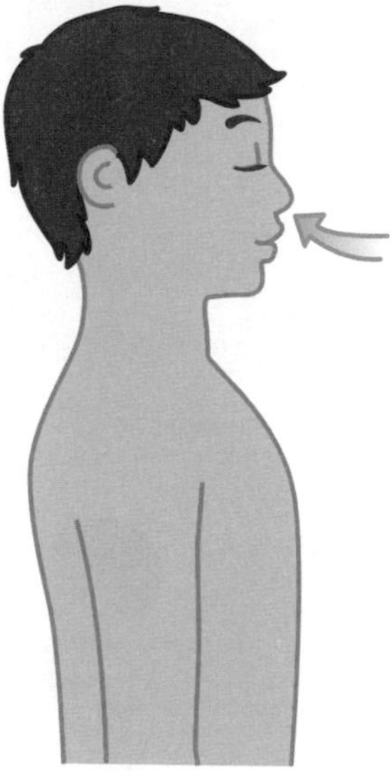

步驟三：聳肩

方式：肩膀往上提，然後放鬆，肩膀向上向後聳肩，或是向前向上聳肩，做順時鐘或逆時鐘旋轉均可。

目的：更加鬆弛頭頸部肌肉，緩和位於胸鎖乳突肌中間後方的自律神經點，加速緩和自律神經。間接讓蝶骨位置均衡，促進骨縫本體感受器的均衡，恢復頭顱各個骨頭的理想位置。放得夠輕鬆可以緩解眼、耳與咬合歪斜，以及咬合與肩膀之間的不均衡狀態。

步驟四：抬腳

方式：手叉腰，左右兩腳輪流抬高到大腿平行地面。

目的：協助端正骨盆位置，有助於改善肩膀與骨盆歪斜的不均衡狀態，舒緩顳顎關節到腳的肌肉筋膜緊繃度。

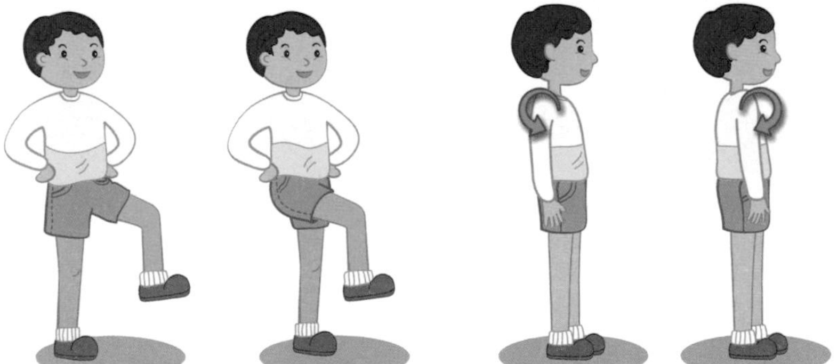

步驟五：甩手（身體左右搖擺）

方式：兩手放輕鬆，肩膀左右搖擺，雙手配合放輕鬆，將兩隻手左右旋轉甩動。

目的：確認全身肌肉可以放輕鬆，同時讓頸部與脊椎舒緩。

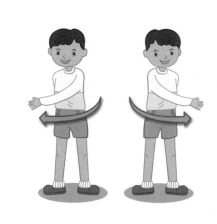

步驟六：散步

方式：前後十公尺距離來回走動，兩手自然前後擺動。

目的：持續放鬆全身肌肉，讓身體姿勢更加恢復正常。

運動時，全身的肌肉、筋膜與骨架都有機會回到自然健康的位置，顳顎關節症狀一定會緩解，如果疼痛感仍在，建議喝一杯溫水，保持愉悅的心，然後把上述步驟再確實重做一遍，大部分病人都感覺疼痛程度減輕了一半以上。

牙齒數目才是最重要的長壽指標，關鍵就在於牙周韌帶豐富的「本體感覺接受器」

網路很多新聞議題提到簡易的長壽指數，這些長壽指數都和身體的平衡感有絕對的相關性，維持平衡感覺主要是靠身體關節部位的本體感覺接受器傳遞訊息，才能讓身體自我調控平衡感覺。

身體最多本體感覺接受器的地方就是牙齒牙根周圍的牙周韌帶，牙齒健康的人平衡感就會好，牙齒拔掉了，即使人工植牙，也不會再生出牙周韌帶與本體感覺接受器，身體的平衡感自然變差，所以在觀察長壽指數時，記得先數數自己嘴巴裡面的牙齒數目，才是身體健康更重要的長壽指標！

起立蹲下次數推估是否長壽

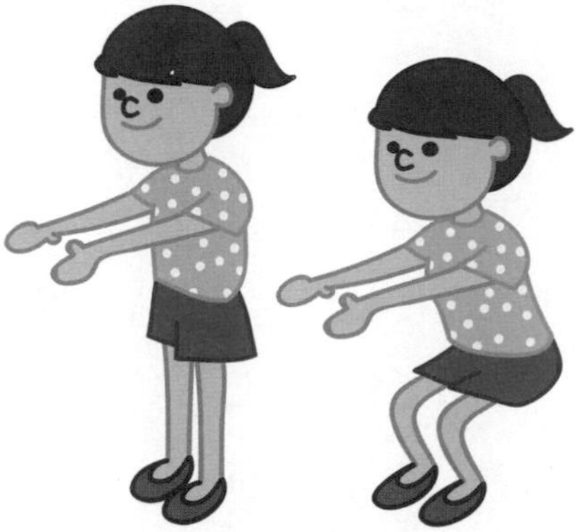

30 - 50 歲：每分鐘可做 46 次以上

50 歲以上：每分鐘可做 23 次以上

閉眼單腳站立(平衡感)推估是否長壽

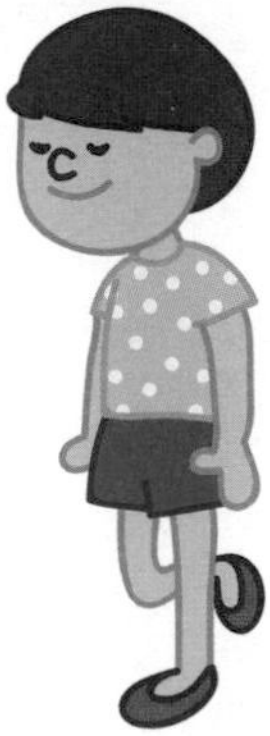

30—39歲男性為9.9秒

40—49歲男性為8.4秒

50—59歲男性為7.4秒

60—69歲男性為5.8秒

站立時間越長，老化程度越慢。
未達標準者，
說明你的生理年齡已經高於實際年齡了。
若無法平衡超過2 - 4秒，
66歲以前死亡的機率，暴增三倍。

註：女性比男性推遲10歲計算

其他協助緩解顳顎關節疼痛的方法

1. 熱敷或是泡熱水澡

冬天或不適合運動的天氣，可用不燙手的熱毛巾貼靠在兩側臉頰上，舒緩臉頰肌肉持續十分鐘，休息五分鐘後再熱敷一次十分鐘。泡熱水澡、桑拿浴或是遠紅外線的烤箱都是可以舒緩壓力、排除毒素的好方法。最重要的還是養成正確飲食與咀嚼習慣，不要讓鼻子經常過敏，同時透過各種舌頭功能訓練，減輕氣道狹窄情況，使上呼吸恢復暢通，才可能治癒夜間磨牙及顳顎關節疼痛。

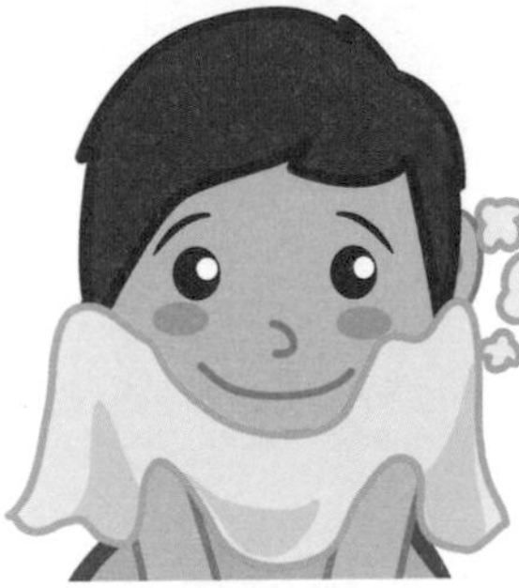

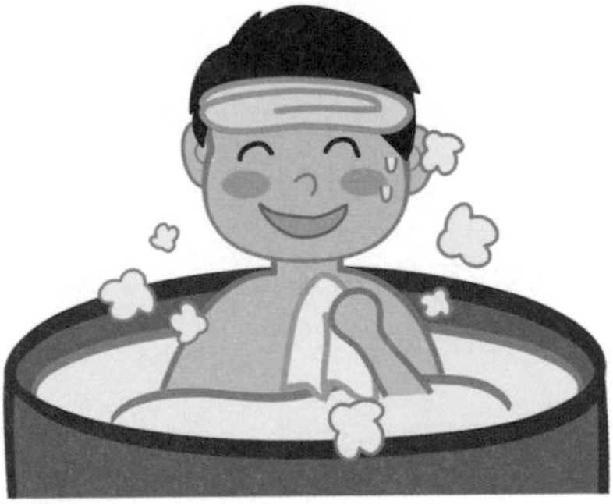

熱敷或泡熱水澡都是可以舒緩壓力、排毒的好方法

2. 捲舌頭開口練習是讓關節恢復功能的好方法

以開門為例，想像用手握住門把，轉開，再把門打開，如果因為忙或急，往往門把尚未完全轉開就將門拉出來，時間久了，門把就容易壞掉，而大部分有顳顎關節症狀的患者，往往在牙齒緊咬的狀況下急著張開嘴巴，造成顳顎關節損壞，最後有聲響或疼痛。

可以嘗試在嘴巴張開前，先將舌頭往上往後捲動，這個動作會拉動顳顎關節中關節盤前緣的內翼肌肉，再緩緩張開嘴巴。有顳顎關節聲響或疼痛的患者，藉由這簡單的動作可以快速舒緩症狀，這是一種緩和張口動作的物理治療。

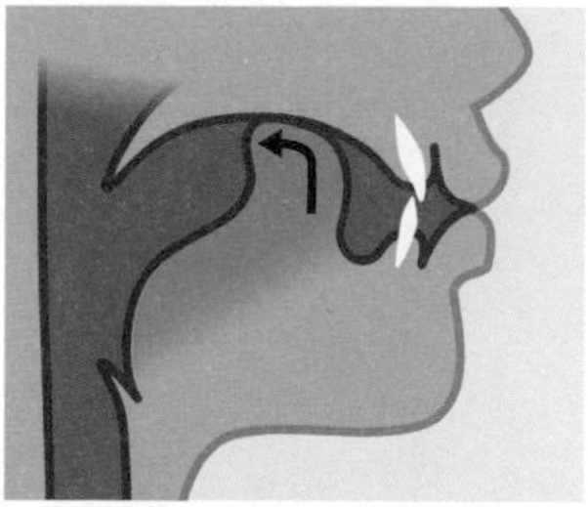

張開嘴巴前先捲舌頭，可以快速舒緩顳顎關節症狀

3. 遠絡療法

顳顎關節的急症常常會針對顳顎關節周圍的經絡治療下手，通常可以稍微緩解顳顎關節的疼痛症狀。遠絡醫學採用按壓棒、雷射或是中頻機做治療，一般民眾幫別人做治療時，建議秉持樂於助人的善心，然後用兩

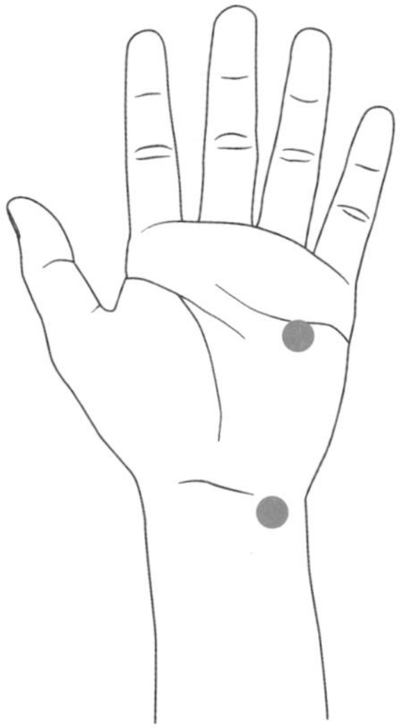

遠絡療法的按壓穴位

根手指頭，按壓在下頁圖中的兩個穴位，然後用意念去想，好像患者的疼痛被移除掉了。

4. 量子觸療

採用量子觸療的簡化方式做顳顎關節輔助治療，方法如下：

1. 增加身體的含氧量，保持生活環境通風。
2. 每天口中含溫水深呼吸，腰挺直。
3. 用鼻子吸氣四～六秒，吸到背部和胸部漲起。（意象從地心吸氣，由頭頂吸出去）
4. 用鼻子吐氣四～六秒，按壓肚子將最後一口氣用鼻子吐出。（意象從太陽吐氣，由手掌吐出去）

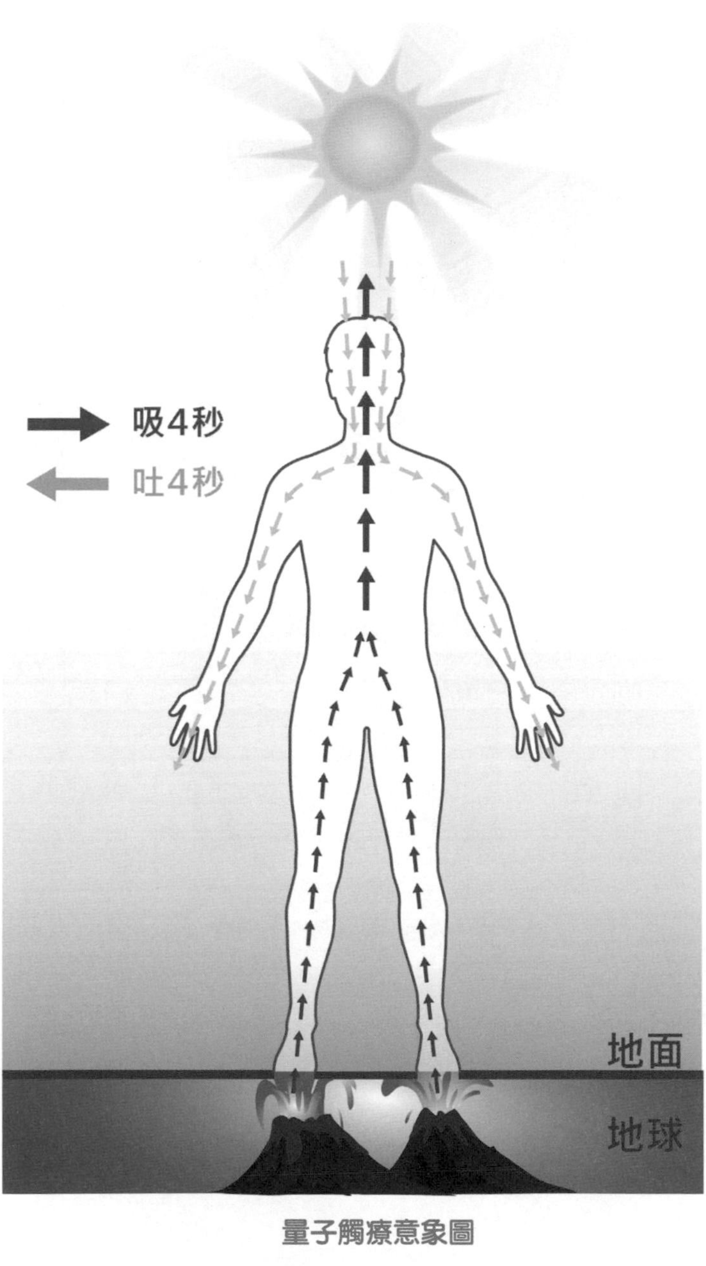

量子觸療意象圖

牙醫師的協助

牙醫師一般採用咬合板、徒手按摩咀嚼肌、針刺肌肉筋膜痛點等方式來改善顳顎關節症狀，目的都是為了讓口腔周圍肌肉放鬆，進一步減輕顳顎關節的疼痛，另外還有以下治療方式：

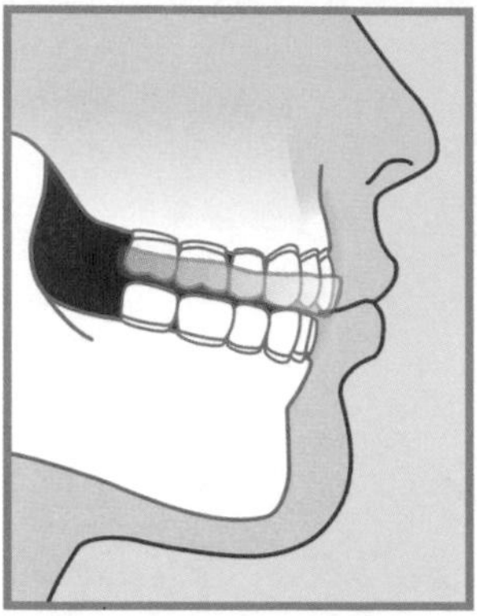

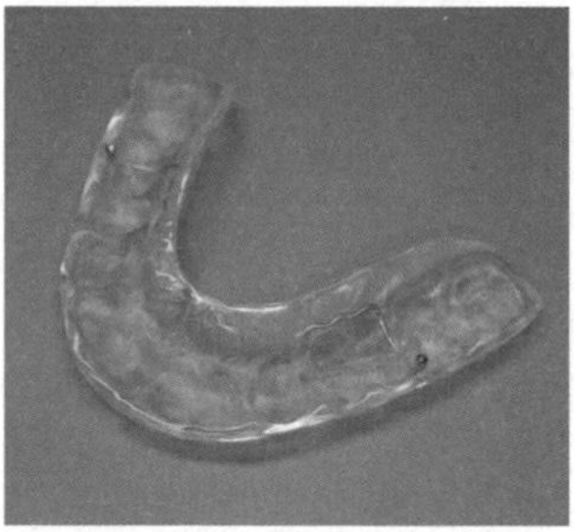

牙醫師一般採用咬合板來舒緩病人顳顎關節疼痛的問題

1. 長遠需要搭配吞嚥訓練器，協助改正為鼻子呼吸與正常吞嚥習慣。
2. 藉由身體姿勢的調整，甚至中樞性經絡治療協助頸椎症狀減輕。
3. 肌肉鬆弛劑與止痛藥。
4. 身心科醫師協助身心壓力的紓解。

4-4 彎腰駝背

用口呼吸的小朋友明顯有彎腰駝背的現象，起因是顎骨發育出現異常，變成暴牙或戽斗，頭顱的重心前傾，導致脊椎無法順利挺直，於是造成了彎腰駝背，小腹明顯凸出。

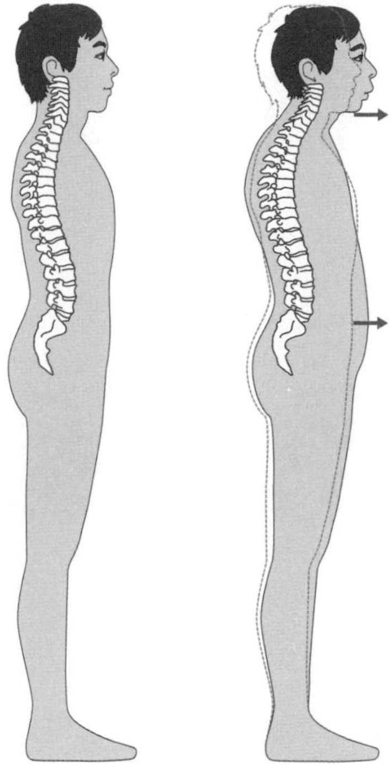

彎腰駝背重心前傾

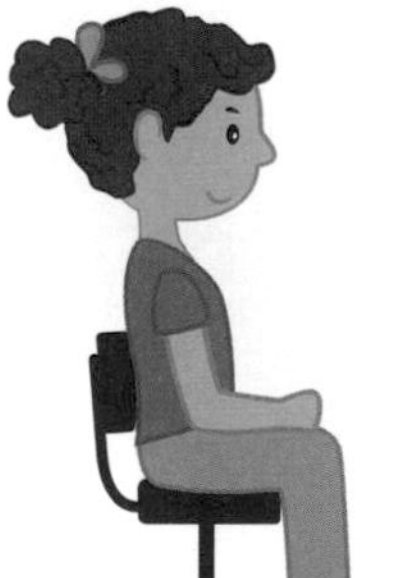

正確坐姿

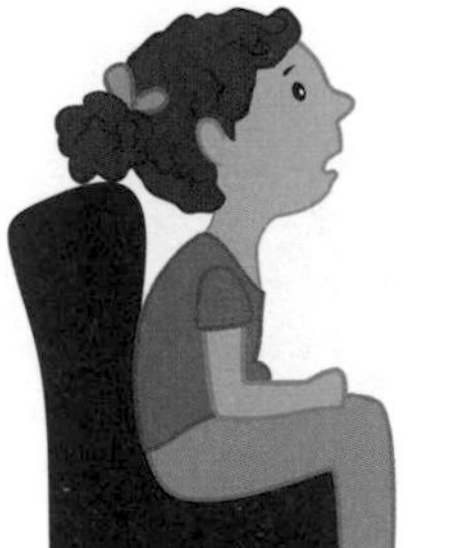

錯誤坐姿

咬合與全身骨架有相關性

顎骨發育異常導致口呼吸的孩子，症狀如同打鼾與睡眠呼吸中止症，夜間經常磨牙與翻來覆去踢被子，無意識的挪動睡姿造成身軀斜躺，骨架、頭顱骨發育不對稱，又加上蛀牙或乳牙拔除，導致單邊咀嚼，更會加重頭顱與身體骨架偏移。

以舉手為例，當我們把右手舉高，這時候，頭顱會自然往右側偏移，而且右腳會想要伸得更直且更長，如果右手再用力往上舉更高，不僅手伸得更長了，頭往右邊偏得更嚴重，而且右腳也伸得更用力，左腳幾乎要離地。身體怕跌倒，全身的本體感覺接受器互相傳遞訊息，視身體各部位重量的分配，產生互相代償的姿勢。

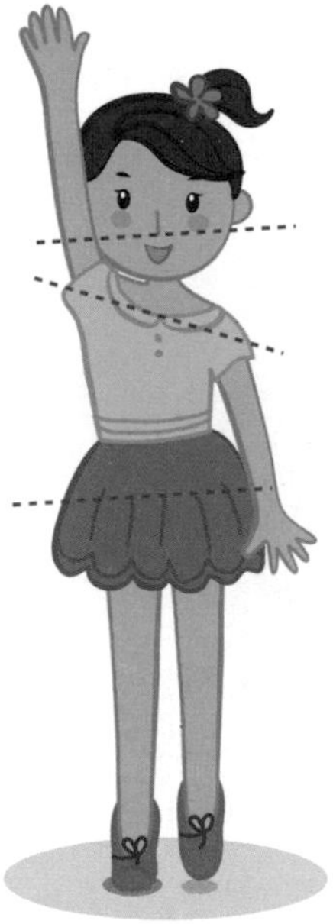

在《*Straight Talk about Crooked Teeth*》（暫譯《暢所欲言談矯正》）這本書中提到，美國西部牛仔因騎馬導致小腿肚粗壯，同時經常呈現戽斗臉型。我臨床上有好幾對兄弟或姊妹同時做矯正

治療，巧合的是，常常是哥哥或姊姊屬於「暴牙」臉型，偏偏弟弟與妹妹屬於「戽斗」臉型，而爸爸、媽媽大部分臉型都正常。我特別看了弟弟與妹妹的小腿，相對比較粗，連爸爸媽媽都覺得奇特。

從很多小地方可以判斷，咬合確實與全身的骨架有相關性，藉由肌肉筋膜的相連，加上牙根周圍、頭顱骨縫，還有全身各部位的本體感覺接受器相輔相成，才支撐起自然對稱的體態與骨架系統。

爸爸、媽媽可以用以下方法簡單檢視小朋友體態是否平衡

臉部：

- 眼角位置：□正常／□左高右低／□左低右高
- 耳孔位置：□正常／□左高右低／□左低右高
- 咬合位置：□正常／□左高右低／□左低右高

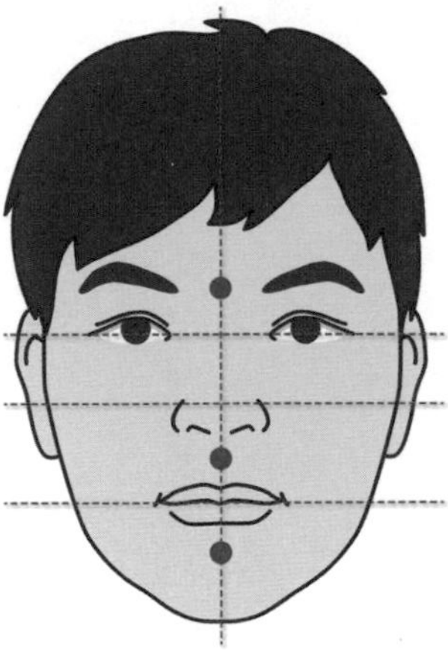

身體姿勢：

■ 肩膀位置：

□正常

□左高右低

□左低右高

■ 骨盆位置：

□正常

□左高右低

□左低右高

■ 側面耳孔、肩膀與骨盆是否呈現一直線：

□正常／□歪斜

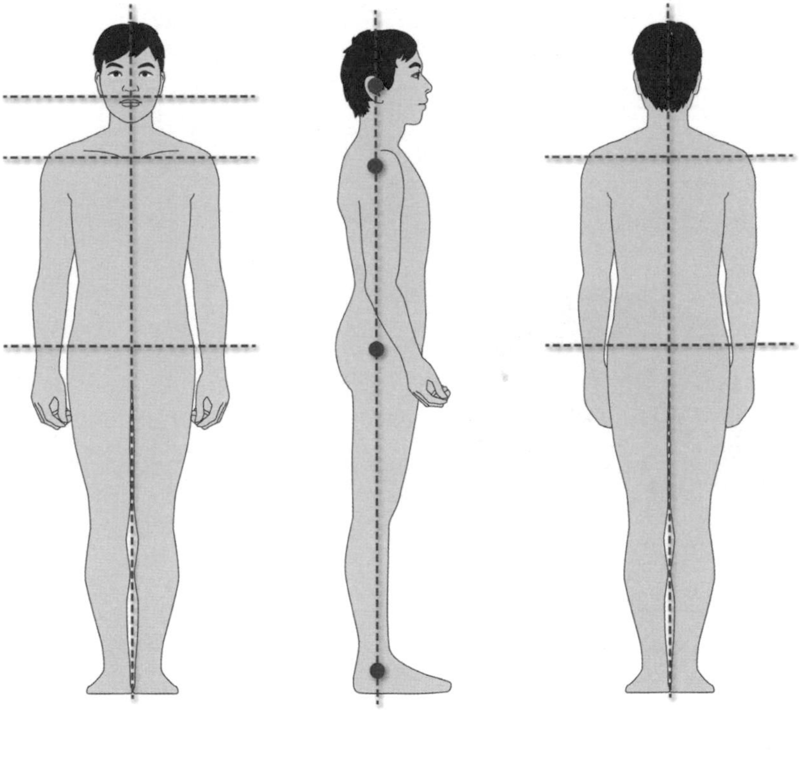

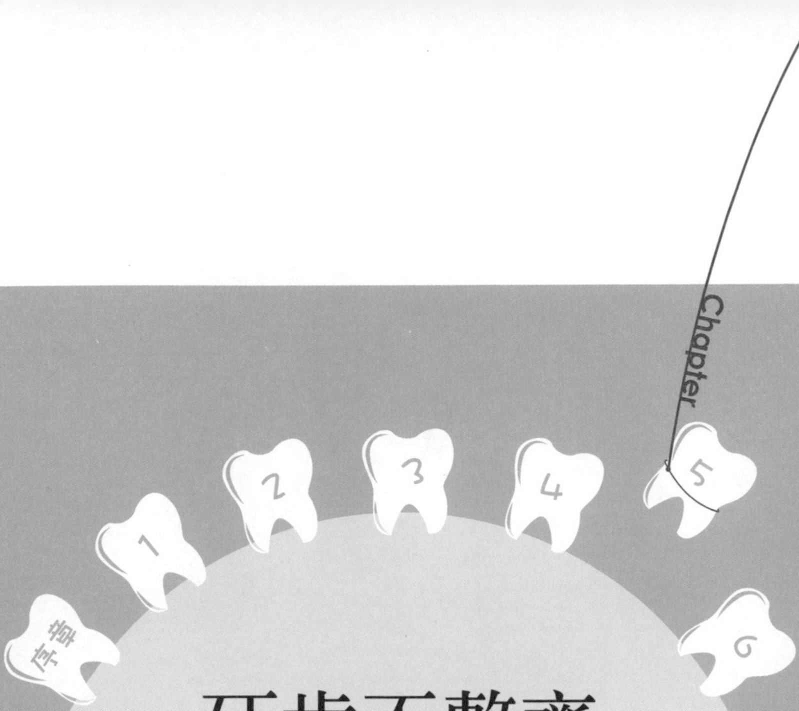

牙齒不整齊怎麼辦？

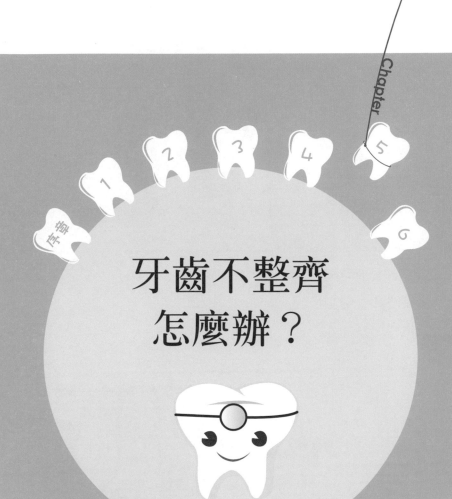

戽斗

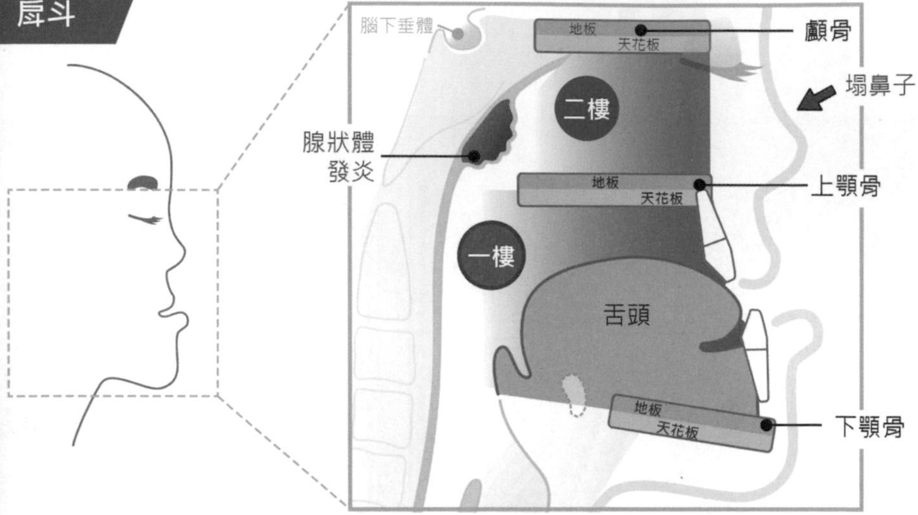

顎骨發育異常、齒列不整側面示意圖——戽斗

暴 牙

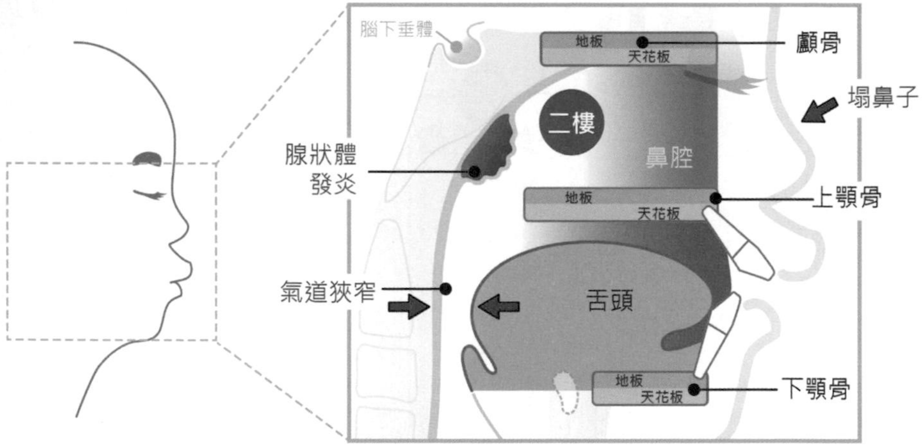

顎骨發育異常、齒列不整側面示意圖——暴牙

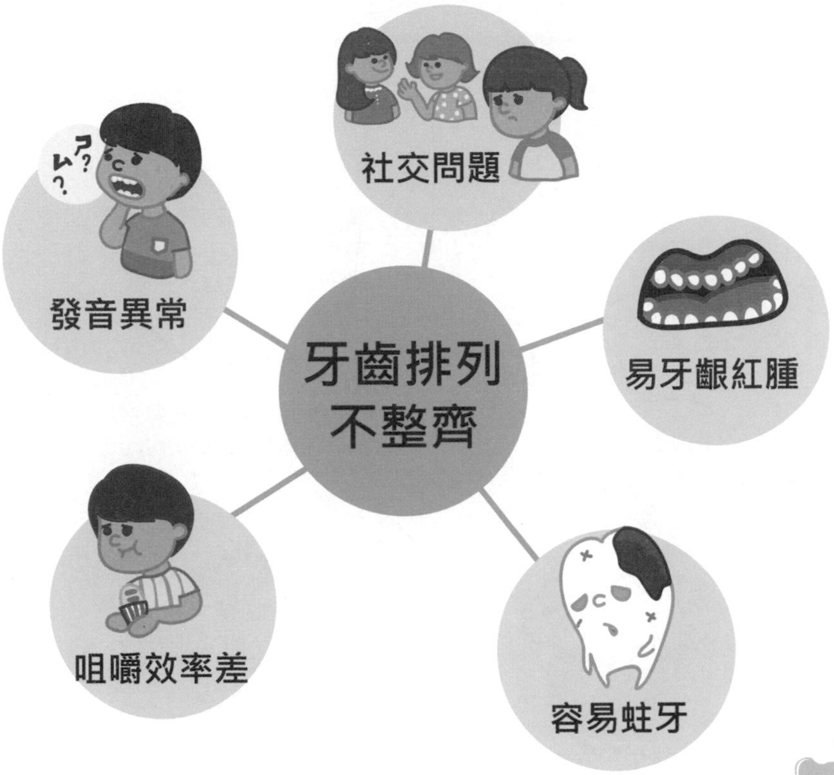
牙齒排列
不整齊
社交問題
易牙齦紅腫
容易蛀牙
咀嚼效率差
發音異常

5-1 臉型是為了讓人吸入最多空氣的結果

牙齒排列與顎骨發育的結果，都是為了獲得最多的氧氣，牙齒排列不整齊，甚至出現暴牙或戽斗，是小朋友飲食過度精緻化的結果。牙齒與顎骨好比房子與地基，牙齒排列出問題就是顎骨發育異常，而牙齒與顎骨處於每個人上呼吸道的關鍵位置，深深影響著鼻道與氣道的暢通，當然也深深影響生命品質，甚至是未來某些疾病的遠因。

	牙齒種類與臉型	顎骨狀態
戽斗	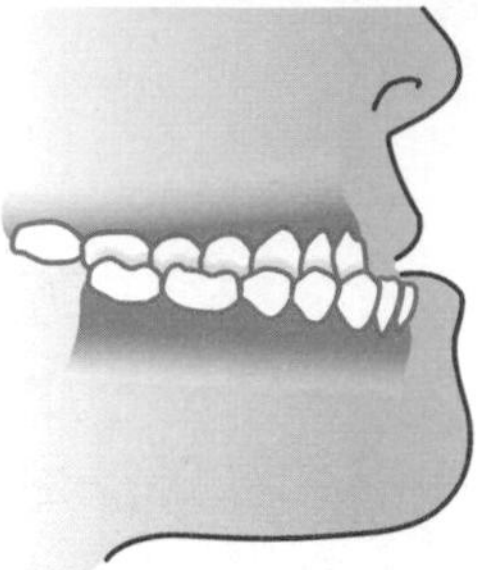 下排牙齒往前暴出	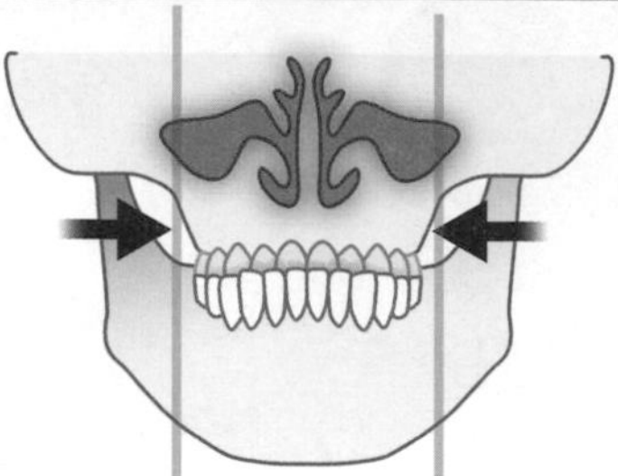 上顎骨的寬度與前後長度發育皆不理想，鼻子功能低下
深咬	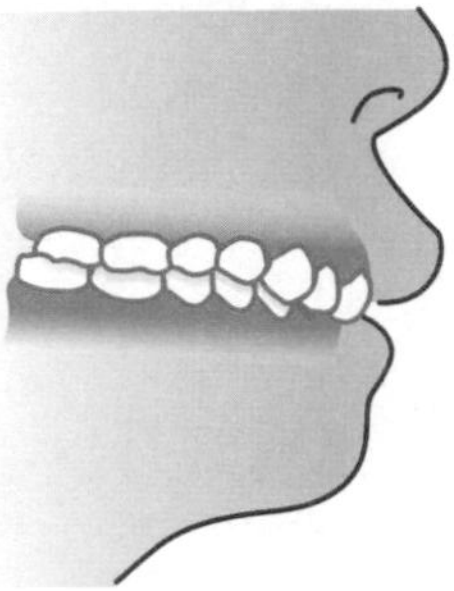 上排牙齒幾乎將下排牙齒蓋住	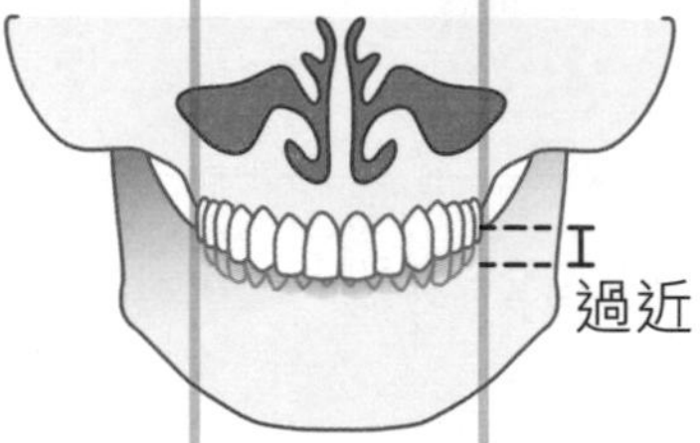 上下顎骨距離過近，易有下顎發育不足的困擾
開咬	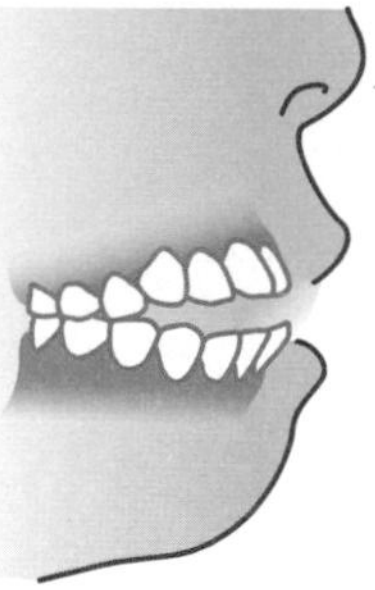 上下排門牙咬不到	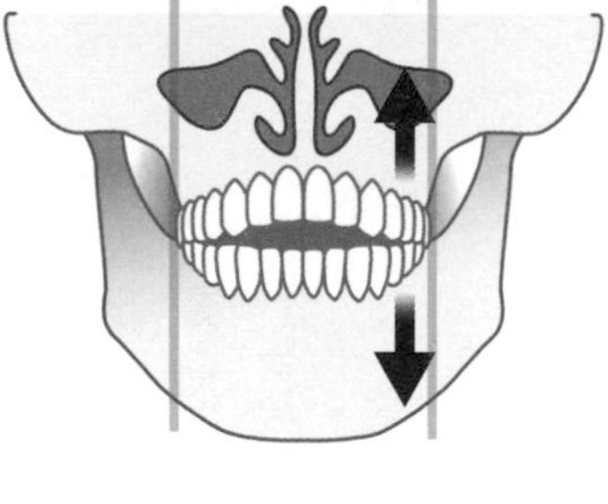 上下顎骨距離過遠

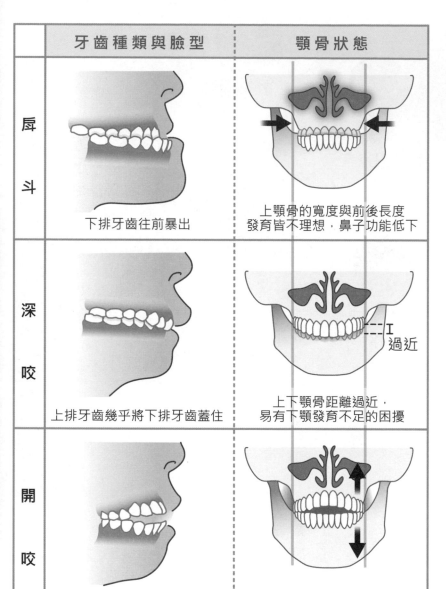

	牙齒種類與臉型	顎骨狀態
牙齒擁擠	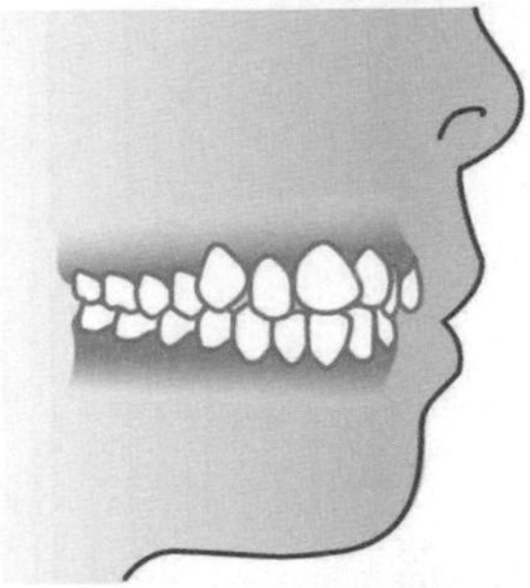 牙齒沒有足夠空間排列	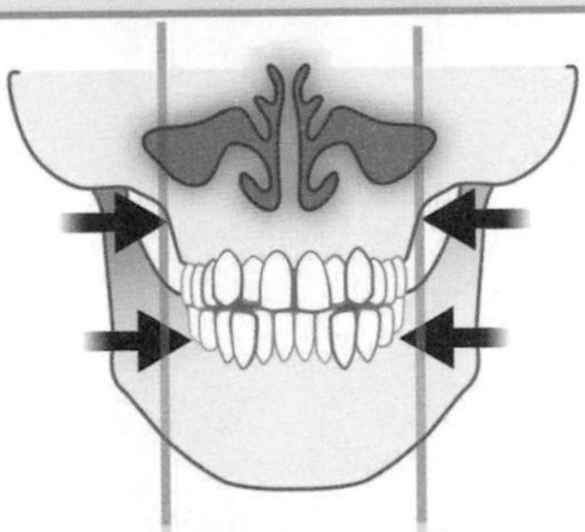 上下顎骨寬度發育不足， 常伴隨鼻子過敏症狀
牙縫太大	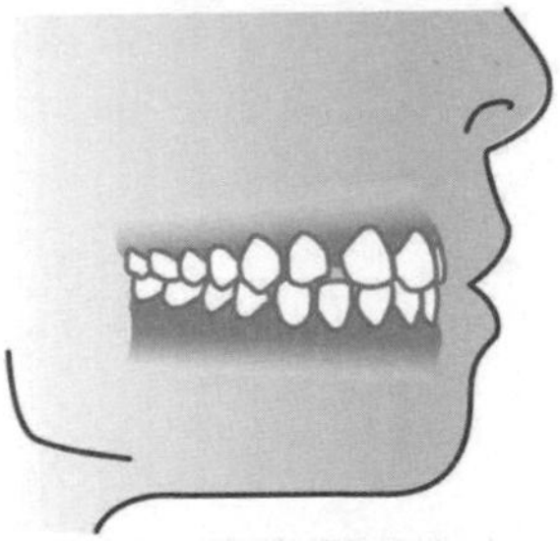 牙齒之間的縫隙太大， 常常是咬合力量過大的結果	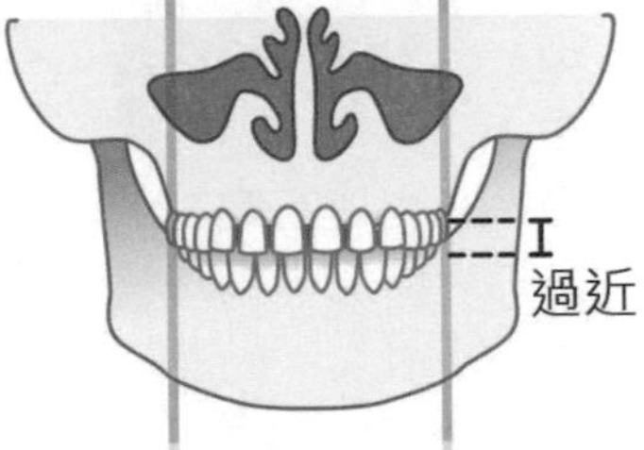 上下顎骨距離過近， 下巴角度太平， 常常伴隨有夜間磨牙的症狀
暴牙	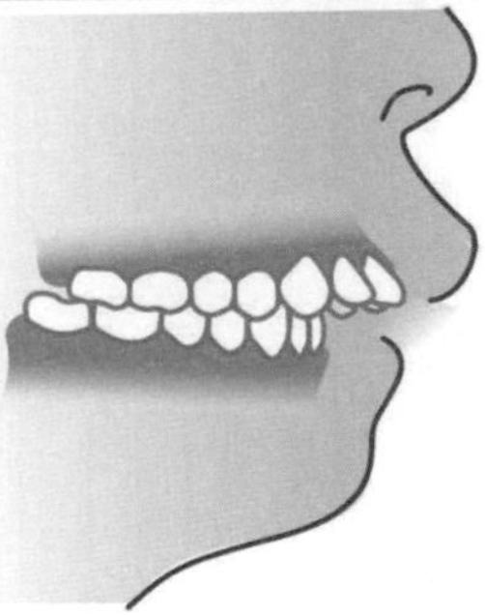 上排牙齒往前暴出	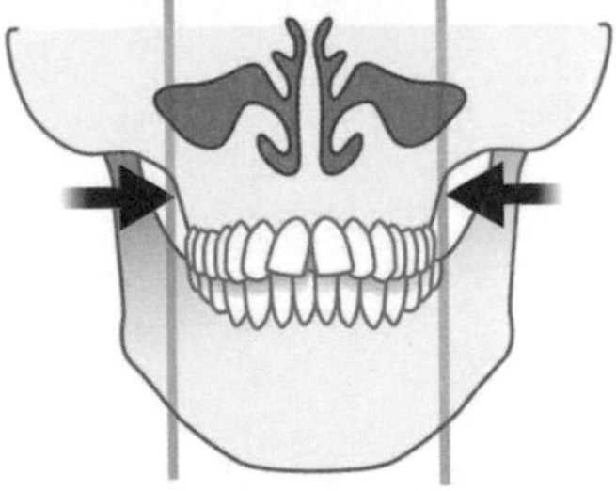 上顎往前過度生長、 下顎骨發育不理想， 鼻子不好，也容易有打鼾症狀

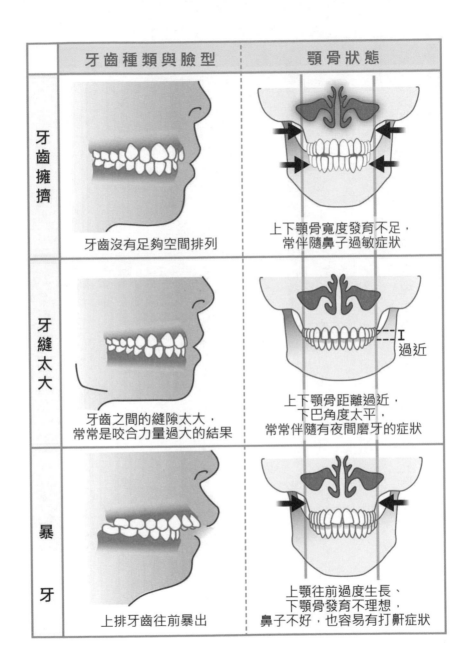

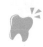

5-3 牙齒排列不整齊時，就會出現一連串後遺症

1. 蛀牙機率多

牙齒東倒西歪，牙齒相交界的位置高低不一，食物容易塞在牙縫裡面，造成蛀牙問題，加上清潔工作難徹底，發現蛀牙時，往往已經需要根管治療。

2. 牙齦多紅腫流血

齒列不整的病患多伴有用嘴巴呼吸的習慣，口呼吸是造成牙周病的關鍵，其次是牙齒排列不整齊，齒縫經常藏汙納垢，不僅容易蛀牙，更容易產生牙周病。另外，牙齒排列不整齊造成牙齒承受咬合的力量不均，受力過大的牙齒容易鬆動，增加罹患牙周病的機會。

3. 咀嚼效率差，食物難嚼碎，加重腸胃負擔

牙齒最重要的功能就是咀嚼，牙齒排列不整齊會影響咀嚼的效率，食物磨碎的程度變差，未經牙齒確實嚼碎的食物吞到胃裡，加重腸胃負擔，容易造成腸胃疾病。

4. 發音出現異常

牙齒還有輔助發音的重要功能，特別是牙齒影響舌頭活動的空間，容易造成ㄙㄕ不分，這時候不僅影響溝通，甚至影響社交，容易被嘲笑。

5. 導致社交問題

小朋友齒列不整影響美觀，損害健康，更影響了情緒，也缺乏與其他孩子正常交往的自信，所以協助小朋友恢復理想的顎骨發育，讓牙齒排列變得整齊漂亮，咬合變好使身體恢復健康，自然會產生自信的笑容。

我有位病人因為暴牙覺得自己條件差，矯正後恢復自信，不僅開始與朋友外出同樂，常常到國外旅行，又交了男朋友，社交範圍愈來愈廣。朋友見證她的人生徹底改變，有感而發地跟我說：「趙醫師，你真是救了她的命！」可見牙齒排列影響一個人多麼深遠。

門牙的美醜影響社會地位？

在現今社會，因為種族不同、性別差異、學歷高低、財富多寡造成的歧視問題，已經日漸減少，但是美醜卻逐漸成為影響社會地位的另類指標，網路就曾經瘋傳知名影星湯姆克魯斯、凱薩琳麗塔瓊斯牙齒矯正或是美白之後的強烈對比，而台灣知名藝人小S更引領牙齒矯正的風潮。牙齒整齊了，人就亮麗起來，不僅口腔的清潔工作容易多了，社會地位或是民眾的認同度也大增，我常跟病人說：「牙齒整齊漂亮了，就足夠感染周圍的朋友，能提升好人緣。」

輕微齒列不整用貼片改善

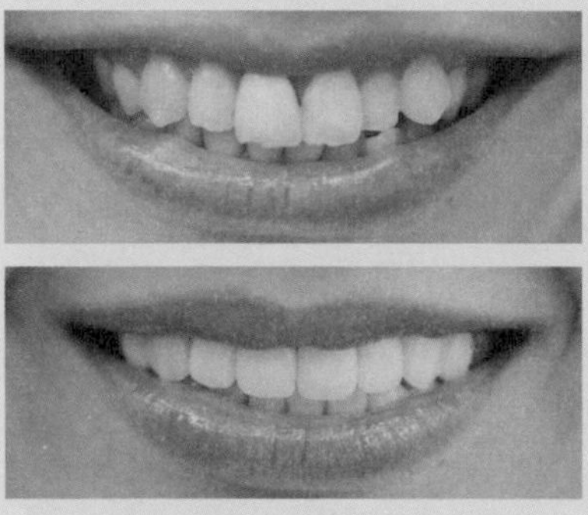

牙齒排列不整齊前後對比

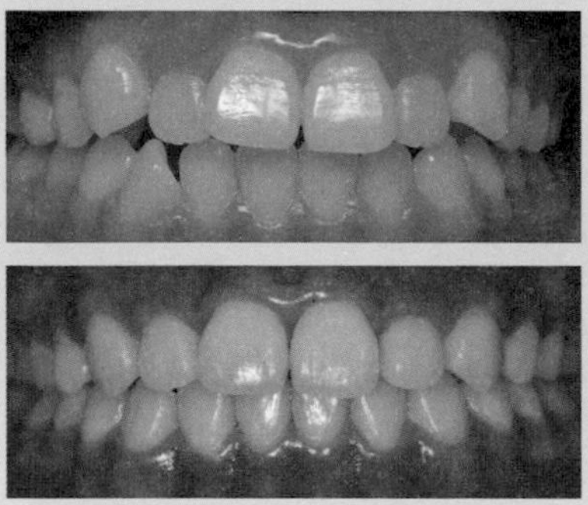

5-4 什麼導致齒列不整？

1. **遺傳**：主要影響頭部的顱骨。
2. **咀嚼習慣**：造成顎骨發育不良，牙齒沒有足夠生長空間。
3. **用口呼吸**：常見暴牙或戽斗。
4. **吞嚥異常**：舌頭與嘴唇周圍肌肉功能異常，而可能造成牙齒排列不整。
5. **不良習慣**：咬手指、咬嘴唇、彎腰駝背，甚至於過多的負面情緒（表情肌肉影響），都是影響牙齒排列、顎骨發育與臉型的原因。

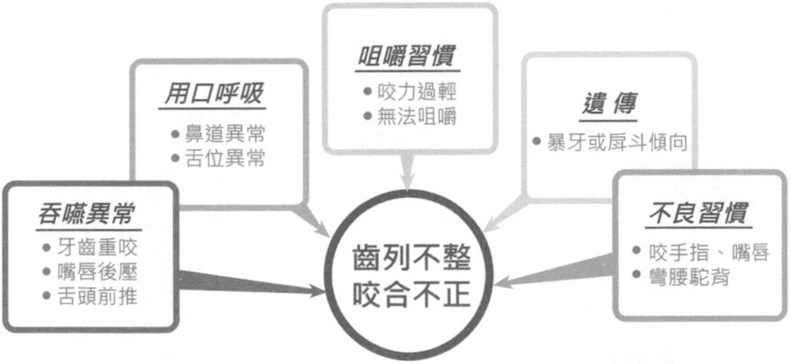

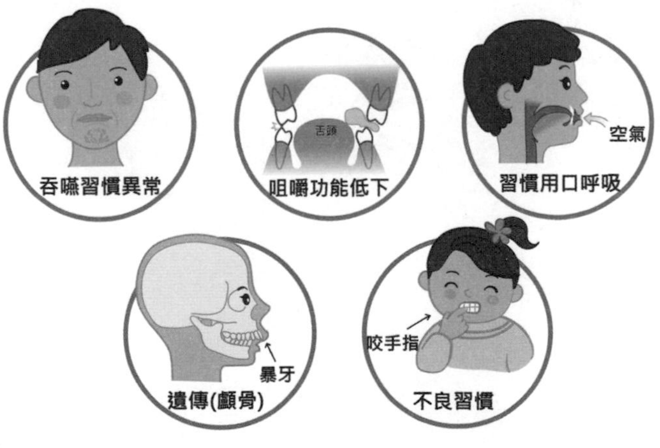

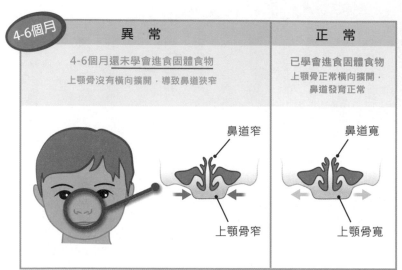

4-6個月

異常	正常
4-6個月還未學會進食固體食物 上顎骨沒有橫向擴開，導致鼻道狹窄	已學會進食固體食物 上顎骨正常橫向擴開，鼻道發育正常

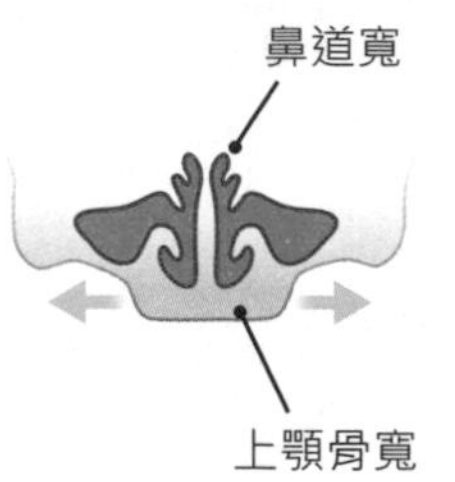

開始口呼吸後，使咀嚼次數大幅度降低，同時為了讓嘴巴獲得較多的空氣吸入，逐漸變成以下骨頭類型		用鼻子呼吸，正常咀嚼
上暴下小	上小下暴	上下正常

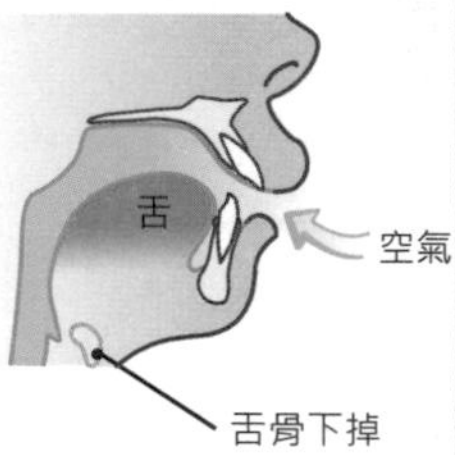

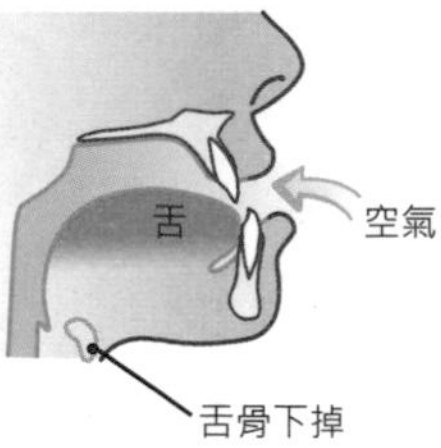

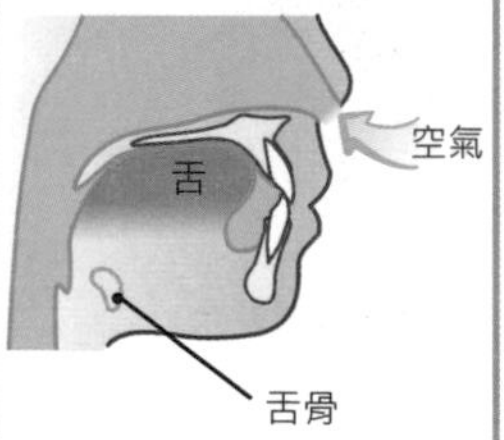

乳牙	異常		正常
	咀嚼習慣與顎骨發育型態已經定型，乳牙齒列異常		乳牙牙縫較大、齒列正常
	牙齒沒有牙縫	門牙反咬	咬合正常
	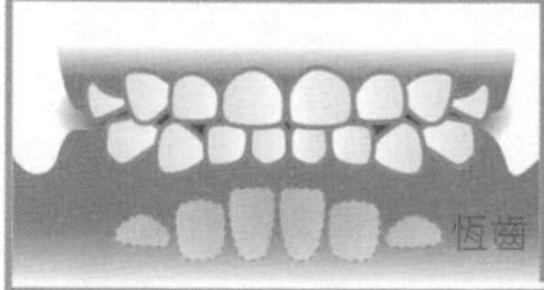	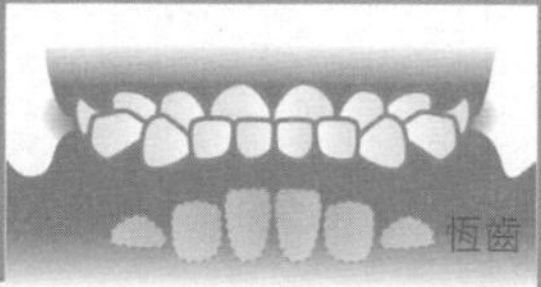	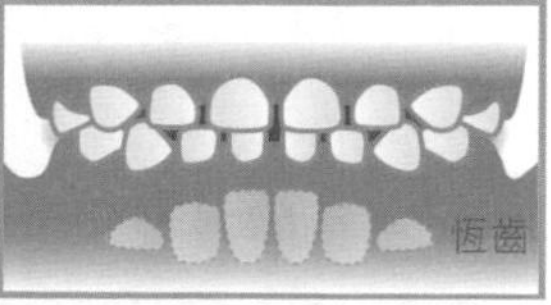

恆牙	恆牙齒列異常		恆牙齒列正常
	上擠下小深咬下巴平	上小下暴深咬下巴平	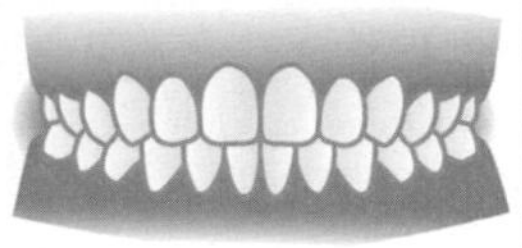
	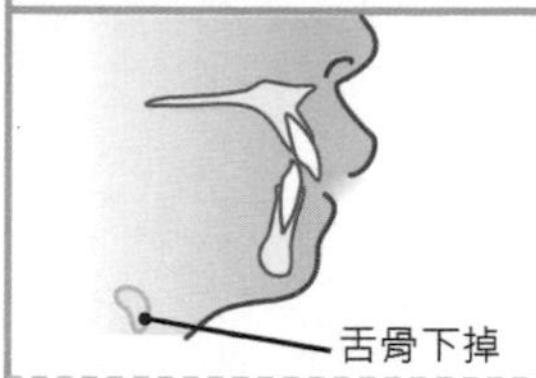	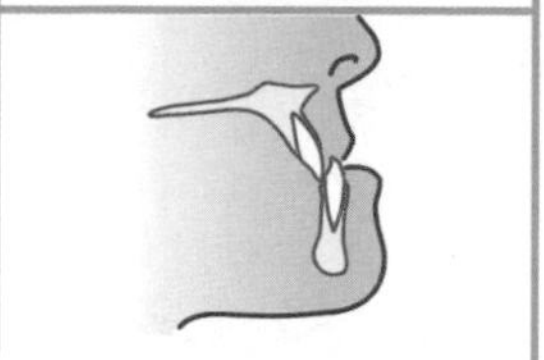	
	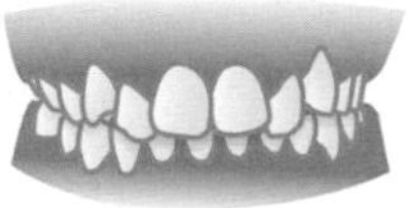	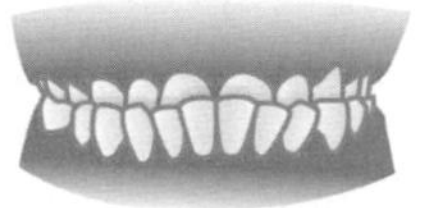	
	上暴下小開咬下巴陡	上小下暴開咬下巴陡	
	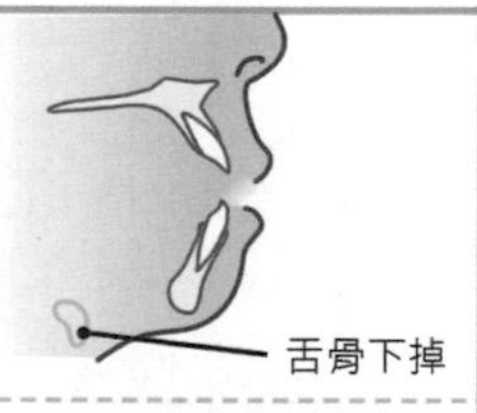	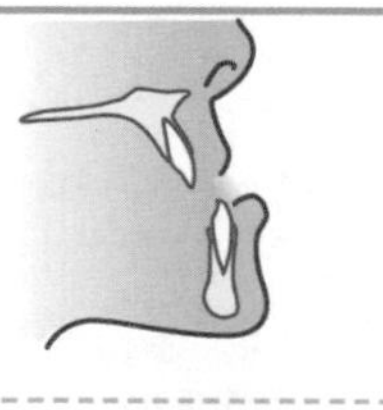	
	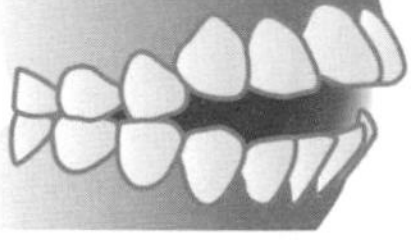	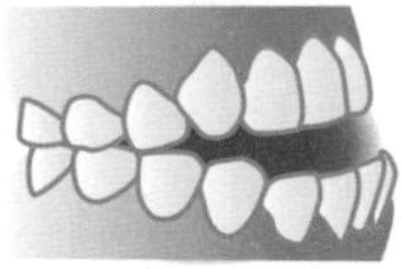	

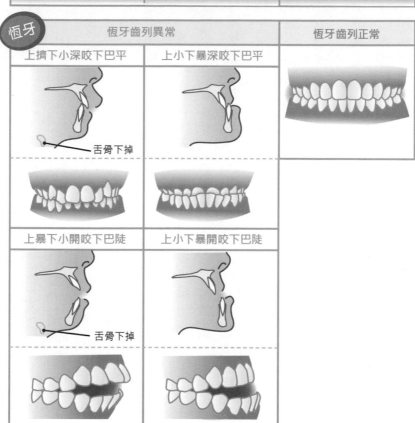

齒列不整的病患來到牙醫診所，牙醫師通常都把目標放在牙齒與臉部美觀，所以自然以拔除牙齒作為排列整齊的首要考量，在詳細放上解剖說明圖片後，各位讀者現在應該理解：要解決齒列不整就要從顎骨發育不良的病因來著手。只為了要獲得和明星一樣美麗的五官而拋棄健康，最後會失去顎骨健全發展的好機會。

5-6 孩子牙齒不整齊，家長如何補救？

牙齒不整齊已是目前最嚴重的文明病，不僅是發育異常的表徵，更影響孩子的心理健康。如果您的小寶貝有齒列不整的問題，甚至當牙醫師告訴您只能等著成年後做正顎手術時，是不是還有機會幫助孩子讓顎骨發育回到正軌？以下我提出一些方法，盡量讓顎骨發育不良與齒列不整的危害減到最輕。

如果是六個月以內的小寶寶

小朋友出生四～六個月，盡早開始訓練咀嚼固體食

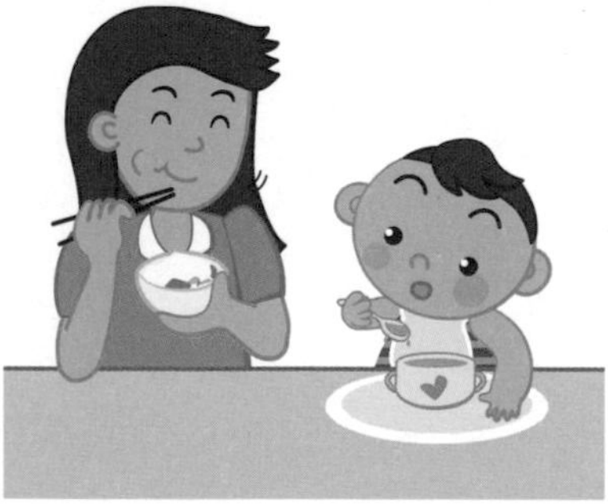

媽媽示範正常咀嚼，讓小朋友耳濡目染學會細嚼慢嚥

物，特別是父母親本身一定要做最好的示範，讓小寶貝可以在潛移默化中學到正確的咀嚼動作。盡量減少食用配方奶等加工食品，以減少鼻子過敏的機會，一旦鼻子過敏，咀嚼動作與細嚼慢嚥的習慣就很難維持正常。

如果是週歲以下的小寶貝

練習咀嚼顆粒狀的固體食物，每個一公分×一公分×一公分大小，像是水梨、蘋果等，由父母親陪伴，每餐練習一到兩口即可，可採用誇張的咀嚼動作誘導，時間久了，小寶貝很自然就學會正確的咀嚼，附帶的好處是小寶貝因此能提早學會講話。

如果是一歲半以下有乳門牙的小朋友

這時候只有乳門牙的小寶貝，還是只用舌頭頂碎食物，請父母親一定要堅持讓小寶貝食用固體食物，千萬不要捨不得，而讓小寶貝嚼食麵包、稀飯，甚至只喝牛奶，精緻的食物帶來的養分雖然足夠，但是過多的添加物卻也造成身體的危害，唯有正確的咀嚼，才有機會讓

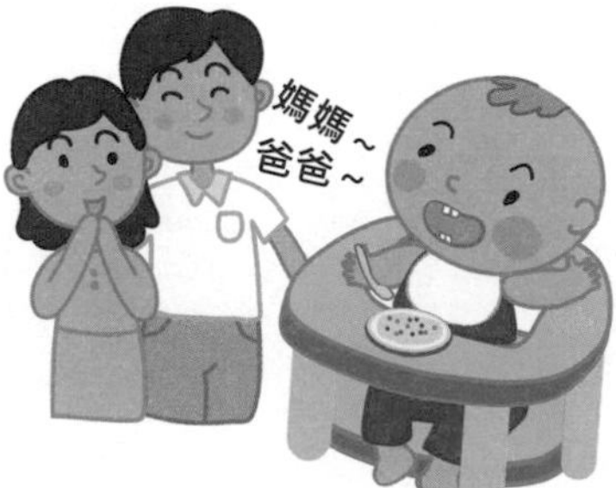

陪伴小朋友咀嚼，讓咀嚼肌肉功能發達，說話的能力增強，就會早一點喊爸爸、媽媽當回報

食物磨碎成身體可以吸收的食糜，而且可以讓唾液與食糜混合均勻，達到初步消化醣分的功能，小寶貝才有機會獲得真正的營養；足夠的咀嚼次數，才有機會讓小寶貝的顎骨持續發育，減少顎骨發育不良的狀況，當然也可以減少鼻子過敏的困擾。

當門牙長齊了，表示小朋友準備要有語音的功能，爸爸、媽媽更需要陪伴小朋友細嚼慢嚥，爸爸、媽媽努力陪伴小朋友咀嚼，小朋友咀嚼肌肉功能發達，說話的能力也會增強，最後就會早一點喊爸爸、媽媽當作回報。

如果是五歲以下乳臼齒長出的小朋友

當乳臼齒逐漸長出後，小寶貝開始用牙齒咀嚼食物，這時候父母親要多花心思陪伴小寶貝吃飯，怎麼吃遠比吃什麼重要。《救命飲食》一書指出，要遠離癌症就要回歸老祖宗的飲食習慣，為了孩子一輩子的健康，盡量讓小寶貝進食需要大量咀嚼的食物。我常跟病患說：咀嚼習慣不好的小朋友，一定有說話快或是吃飯急的父母，沒有良好的咀嚼習慣，就不會有理想的顎骨發育，恆牙齒列長出後，牙齒就一定不整齊。如何訓練小朋友咀嚼呢？可以嚼

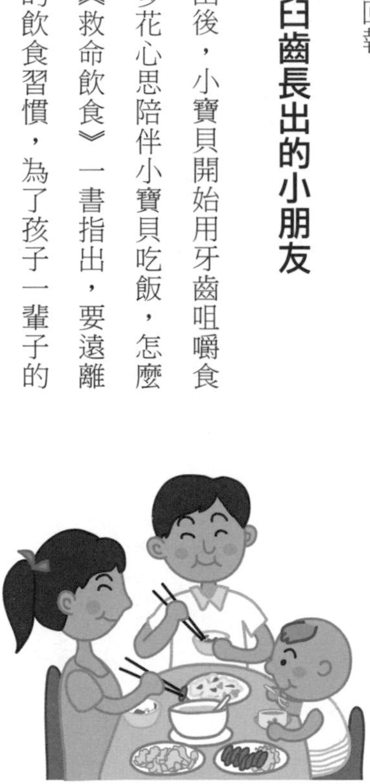

全家都閉著嘴巴細嚼慢嚥，不僅有助於腸胃功能的健全，更有助於鼻子功能的提升

無糖口香糖，或把水果切成一顆一顆讓小朋友練習咀嚼到磨碎後才吞下。

如果已經有戽斗的臉型怎麼辦？

以往只要是父母親有戽斗臉型，有些牙醫師就認定小朋友以後變成戽斗，所以大部分診斷就會選擇觀察、觀察、還是觀察，推遲到十八歲骨頭發育大致上完成後，再評估正顎手術。傳統臉型與牙齒排列都是遺傳的觀念，如今受到挑戰，已知的研究逐漸證實，戽斗是上顎骨發育不良的明顯特徵，臨床上，協助小朋友上顎骨擴張就可以改善戽斗的成功案例也愈來愈常見，再搭配訓練舌頭與口腔周圍肌肉功能，呼吸、吞嚥、發音與身體姿勢逐步朝正常、健康的方向生長，可以大幅降低成年後需要做正顎手術的困擾。

牙醫師技術協助的做法：上顎顎弓左右撐開，同時配戴反向面弓促進上顎骨往前生長，也就是盡可能協助上顎骨的發育回到正常，不僅臉型外觀得以改善，鼻功能與咀嚼功能也可以盡快恢復正常。

	術前	術後
顎骨橫向撐開	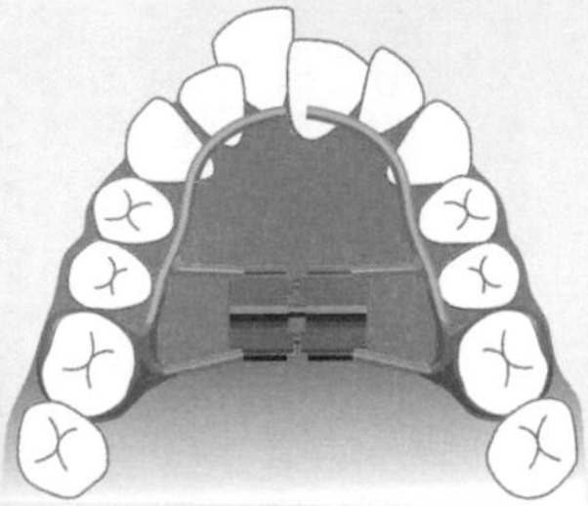 前	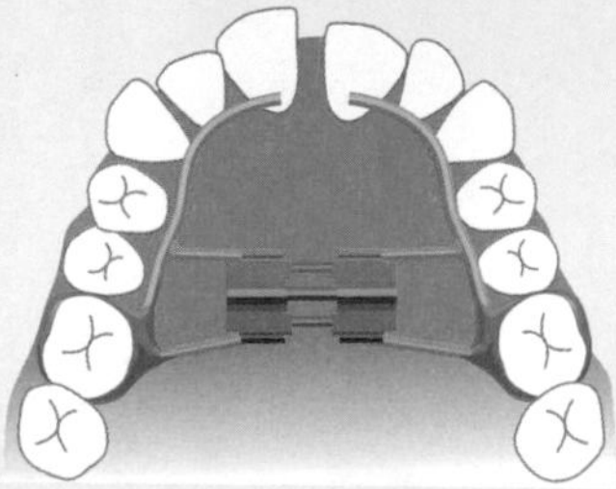 後
	術前（口外正側照）	術後（口外正側照）
反向面弓促進顎骨前移	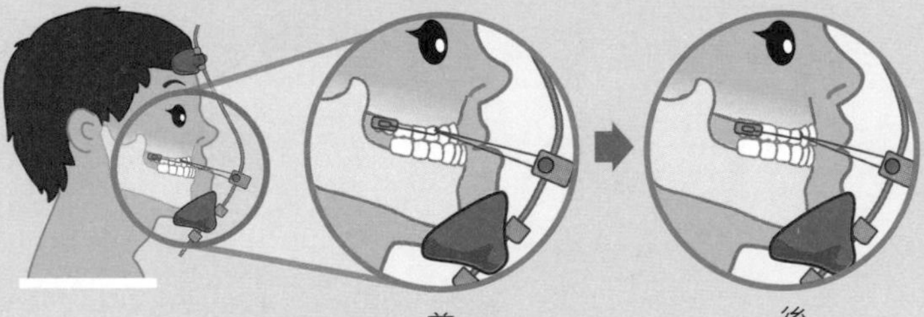 前	後

如果已經有暴牙的臉型怎麼辦？

戽斗是下顎骨頭往前生長，創造嘴巴最大的呼吸通道，得到口呼吸時最大進氣量；暴牙則是上顎骨頭盡量往前生長，用相反地的方式得到最大進氣量。暴牙與戽斗的小朋友上顎骨大多狹窄，都有鼻子功能的問題，需要用嘴巴呼吸。當上顎骨太暴，過去牙醫師也多建議等到十八歲時再做正顎手術評估。

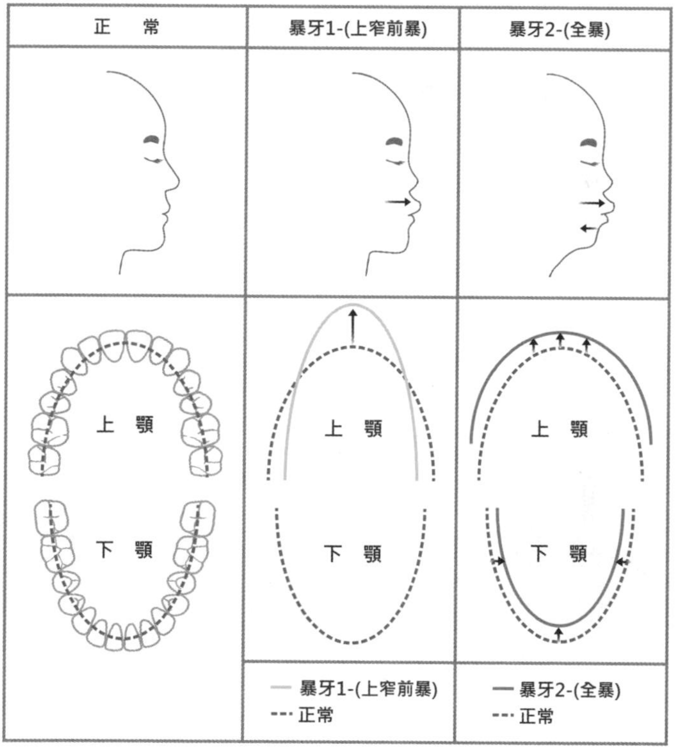

暴牙有牙齒前暴及骨頭前暴兩種狀況，下顎亦可能有正常及小下顎兩種情形

暴牙的狀況主要分成「骨頭」前暴或是「牙齒」前暴，又有正常的下顎與小下顎作為對比參考，這樣的思考以骨頭與牙齒為主要考量，所以牙醫師會用專業的側頭顱X光分析做評估，讓病人了解是骨頭還是牙齒出了問題，以決定需要手術還是拔牙。

如果改善暴牙以頭顱骨的發育作為治療方向，就需要重新思考評估，可能會考慮到鼻子挺不挺？上顎骨是不是太窄？要不要讓下顎骨可以透過咬合的改變而往前移位？要提早協助讓骨頭的發育恢復正常？還是一直等下去？

牙醫師技術協助的做法：上顎顎弓左右撐開，改善暴牙的美觀問題，甚至還需要配戴反向面弓促進上顎骨往前生長，期望鼻骨更加挺立，盡可能協助上顎骨的發育、臉型外觀、鼻功能與咀嚼功能恢復正常，等上顎骨發育理想了，再嘗試將下顎骨往前移動到理想位置。

改善暴牙在十二歲前的生長發育高峰期效果最好，即使

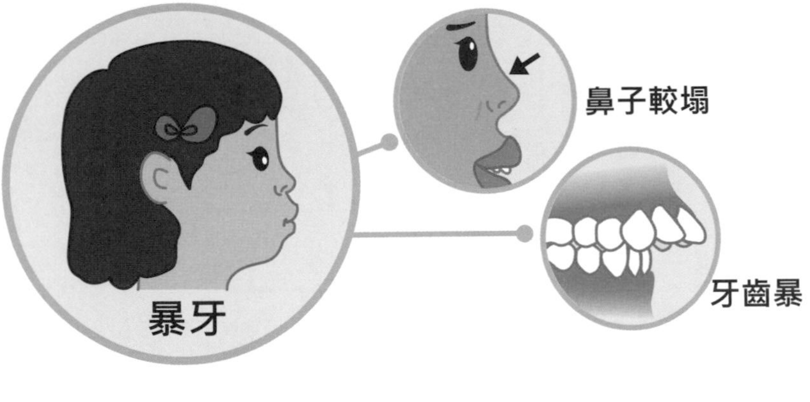

時間過了，下顎骨仍舊有往前適應的必要，所以盡量提早讓下顎骨移動到理想的位置，可以提早減少顎骨發育的併發症。

5-7 牙齒何時開始矯正？

很多家長提到牙醫師說：十一、十二歲等牙齒全部換成恆牙後，才可以矯正。

臺灣口腔矯正醫學會所出版的《全彩圖解牙齒矯正一本通》則是建議七歲開始做矯正評估，答案似乎莫衷一是，以下用系統化的方式說明：

齒顎矯正的觀點大致上分為兩大類，一大類是以「恢復美觀」為主要考量的矯正思維，另一大類則是以「促進骨骼發育」為主要考量的功能性矯正，前者以美國的矯正學派為主流，後者以歐洲的矯正學派為主流。兩個學派切入矯正的治療觀點雖

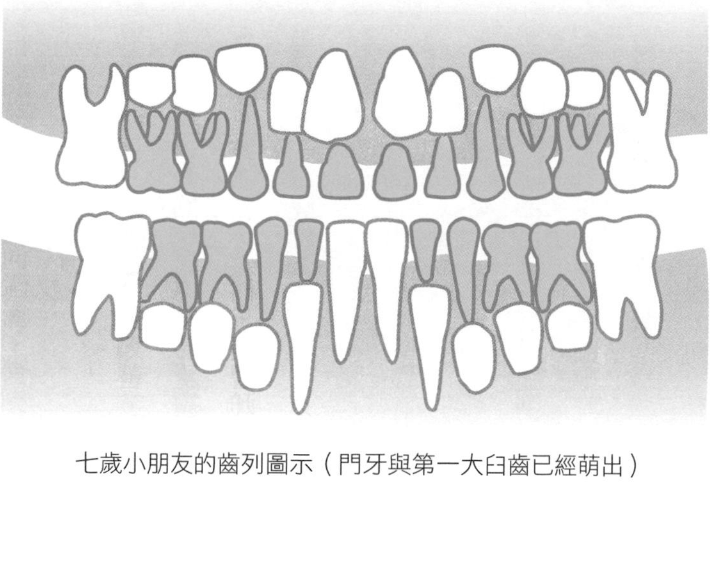

七歲小朋友的齒列圖示（門牙與第一大臼齒已經萌出）

然不同，都希望改善病人牙齒排列的問題，改善咀嚼效率，促進臉部美觀，讓病人在生理功能與心理層次都獲得提升。

美國與臺灣的齒顎矯正醫學會都建議七歲開始評估齒顎矯正，這個年齡的小朋友已經到了學齡階段，心智發展都足以接受簡易的矯正治療；而且八、九歲是上顎骨頭的生長高峰，十、十一歲是下顎骨頭的生長高峰。大部分七歲的小朋友門牙與第一大臼齒已經萌發，這時候可以比較準確地評估未來牙齒生長空間是否足夠，盡可能在乳牙被恆牙替換的過程，先規劃恆牙萌出所需的空間，避免換完牙齒後，牙齒排列空間嚴重不足而需要拔除牙齒。

九歲以下小朋友的齒顎矯正建議

這時候小朋友顎骨生長發育的潛力十足，只要適當接受功能性矯正，即可以讓顎骨達到理想狀態。

方法一：輕量的空間不足，可以透過舌側空間維持器，維持下顎牙弓的空間，讓牙齒未來排列整齊，小臼齒區域的兩顆恆牙比兩顆乳牙要窄二公釐，提供前牙足夠的排列空間，前提是後方的第一大臼齒6可以支撐得住。

方法二：如果空間不足，建議用功能性矯正裝置，先將顎弓撐開，促進橫向空間擴張，不僅獲得牙齒萌發的空間，也舒緩容易鼻塞與打鼾的症狀。

為何常常需要將顎弓撐開來協助牙齒矯正？因為牙齒與骨頭好比房子與地基，當地基不對，就沒有辦法蓋得四四方方。

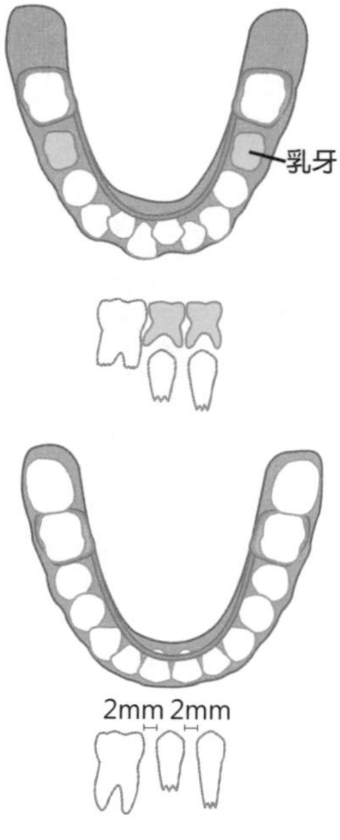

小乳齒區域的恒齒比乳牙窄2mm

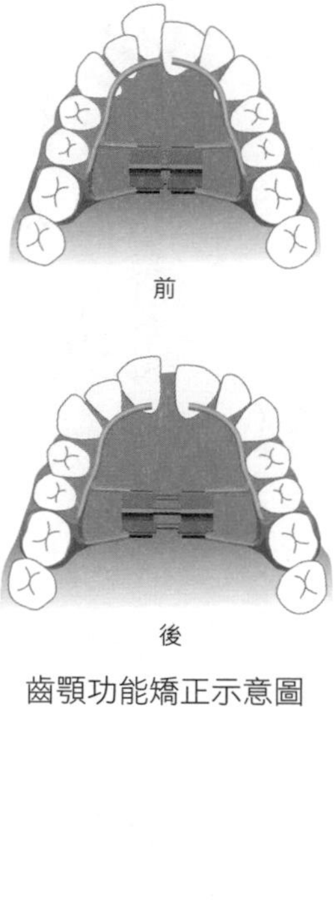

齒顎功能矯正示意圖

下顎骨頭擴張的黃金時期

學術報告指出，當下顎乳犬齒替換為恆牙犬齒前，是下顎骨頭可以橫向擴張的黃金時期，下顎骨頭發育不好的小朋友，一定要把握九歲前擴張下顎骨頭的好時機，當然，家長也可以建立大量咀嚼的習慣，盡量避免食用過於精緻的加工食品，才有機會減少下顎骨過小的問題。

方法三：比較嚴重的深咬、開咬等骨骼發育：除了先將上下顎骨橫向撐開，也要搭配功能性矯正裝置，促進顎骨前後位置改變。

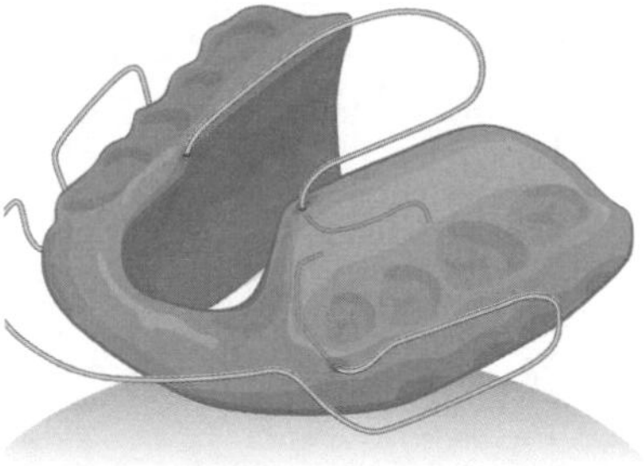

下顎前移訓練器

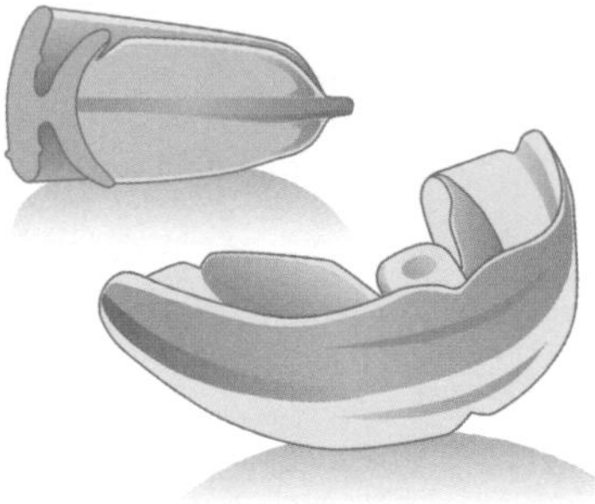

吞嚥訓練器

隨著顎骨持續長大，如果小朋友的咀嚼習慣沒有改善，還是吃過於精緻的食物，還是一樣用口呼吸，沒有適當的發音練習，沒有適當的吞嚥訓練，顎骨還是會因為這些功能性的問題而產生發育異常，到了十一、十二歲換完牙齒後，仍可能需要做恆牙齒列矯正。這也是很多牙醫師建議十二歲才做矯正的主要原因。

九~十二歲小朋友的齒顎矯正建議

小朋友正處於上下顎骨的發育高峰期，透過功能性矯正，如果想協助上顎骨發育，就配戴反向面弓讓上顎骨頭前移；如果想協助下顎骨發育，就配戴促進下顎骨頭生長的功能性矯正裝置。原則上，只要上下顎骨的

兩件式下顎前移訓練器功能性矯正

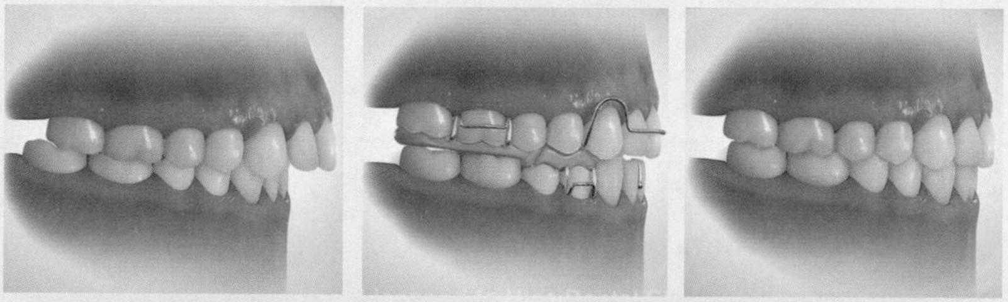

兩件式下顎前移訓練器配戴前　兩件式下顎前移訓練器配戴後

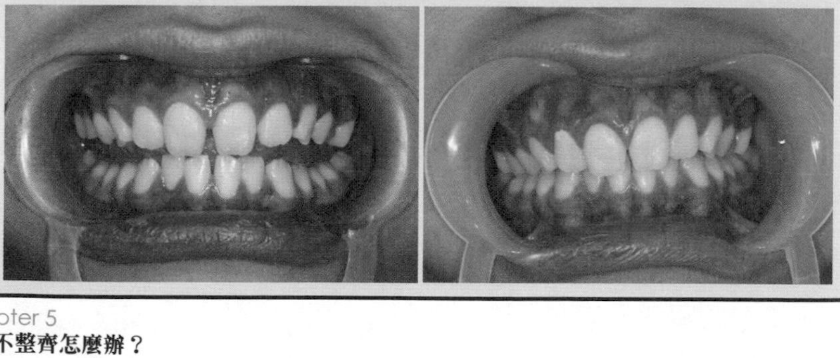

發育可以提早移動到理想位置，可以擴張到足夠空間，牙齒排列自然不是問題。

十二歲以上恆牙齒列的齒顎矯正建議

一般牙醫師會建議換完牙齒再評估矯正，希望在全部是恆牙齒列的狀況下，確實評估牙齒排列所需的空間是否足夠，有利於拔除牙齒與否的決定，如果可以就不要拔牙，如果影響臉型，或是牙齒排列空間確實不足就考慮拔牙，如果是顎骨發育的問題，希望等到十九、二十歲做正顎手術。

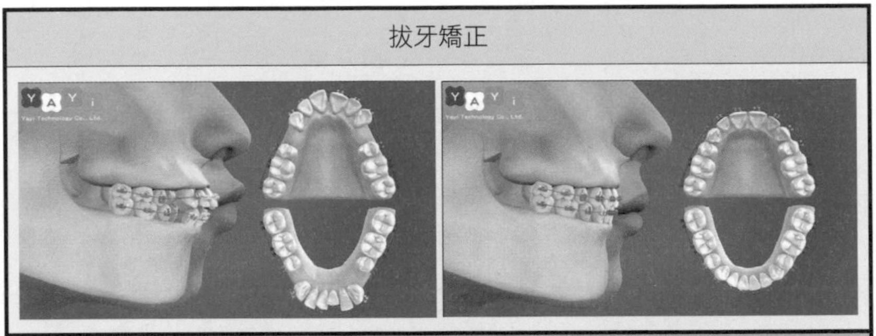

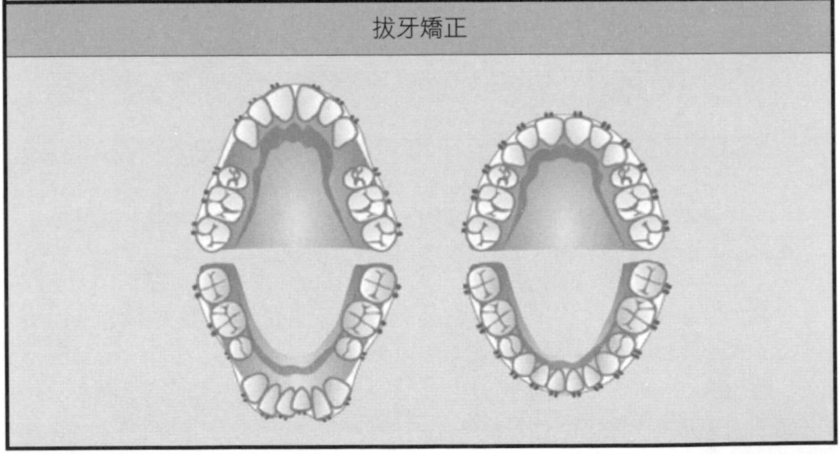

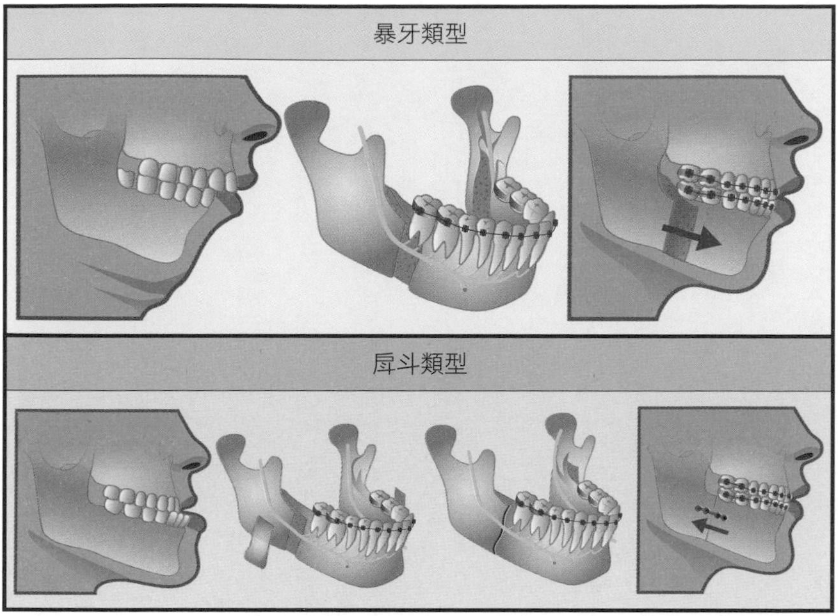

牙齒矯正後，牙根會變短嗎？

在臨床上，常常看到接受牙齒矯正治療的病人出現牙根變短的現象，學術上稱作「牙根吸收」，特別容易出現在拔牙齒，好讓原本外暴的門牙大量往後移動的病人身上，為何會這樣呢？

這一方面跟個人體質有關，一方面要考慮牙齒移動的過程中，是不是骨頭寬度不夠。理想上，透過拔牙所獲得的空間，讓原本外暴的門牙可以往後移動到理想的位置。如果骨頭的厚度不足，這時候牙根會頂到堅硬的皮質骨（骨頭表層較硬的骨頭），這時候就發生所謂牙根吸收。一般而言，只有在X光片可以注意到此現象，矯正結束後，牙齒會自然穩固，對於牙齒本身不會有太大影響。

如果以功能性矯正去思考，即使到了四十歲，只要病人有意願、有毅力，還是希望以促進顎骨發育的方式，協助上顎骨橫向擴開，協助下排牙齒扶正，特別是病人容易鼻塞、打鼾，甚至有呼吸中止症，還是希望藉由改變顎骨型態來改善鼻道阻塞、氣道狹窄，與其他各種顎骨發育不良所造成的併發症。

我的家人為了改善顎弓狹窄，即使快要五十歲了，還是認真配戴顎弓撐開器，牙縫變大的結果顯示顎骨的可塑性，小朋友就更容易了，只要家長陪著小朋友耐心地配戴功能性矯正裝置，不僅牙齒得到足夠的排列空間，更得到長久的健康。

矯正期間小朋友吃不下怎麼辦？

我的寶貝女兒在配戴功能性矯正裝置協助顎弓撐開時，造成上下排牙齒不容易將食物嚼碎，所以吃得慢，也不太想吃。

後來妻子先將食物煮軟，然後減少飯菜量，多買水果取代正餐，然後多打一些蔬果汁做補充，最重要的還是多鼓勵小朋友，等牙齒慢慢調整好，再多做咀嚼訓練，食量很快就會回復。

吃飯時，嘗試給每個人一個餐盤，然後將所有的飯菜分好，一來，可以知道大家各吃了多少飯菜；二來，不會最後一堆剩菜剩飯。爸爸、媽媽當表率，坐好後確實咀嚼，讓小朋友看到爸爸媽媽儀態好，身體也健康，爸爸媽媽也不好意思狼吞虎嚥，全家自然吃飯習慣好！

只要孩子含著食物不咬也不吞，就要多關心，甚至請牙醫師幫忙看看，是不是咬合出了問題，還是總是吃太大口，所以只好邊咬邊吞，不過先吞下去的都是沒有咬碎的，剩下就變成含著，這樣傷胃也傷牙，不如小口小口訓練。我常常建議家長將蘋果或芭樂切成丁狀，讓小朋友咀嚼練習，知道咀嚼的方法與該咬到什麼程度才吞下，不要吃太快！吃太快，只有醬料與油脂容易被吸收，小朋友只吃到醬料的香味，而不知道靠細嚼慢嚥來品嘗食材的真正美味！

本書的目的，首先是希望小朋友從小經由正確咀嚼習慣，讓顎骨發育、發音、吞嚥、身體姿勢都正常，避免口呼吸、吞嚥異常與彎腰駝背等加重顎骨發育與齒列不整的異常現象。如果出現異常，最理想的做法是愈早矯正愈好。

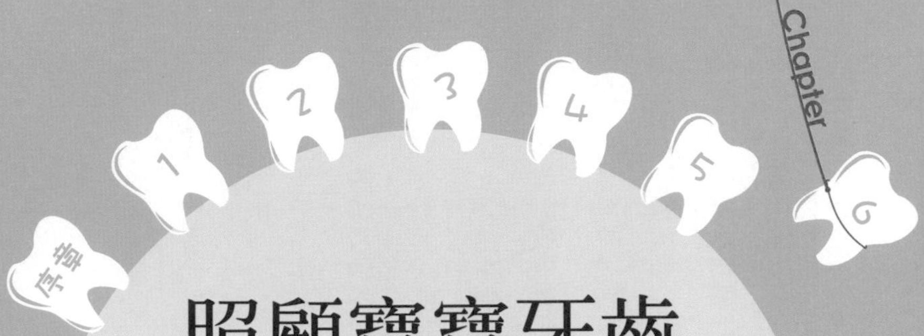

照顧寶寶牙齒的方式

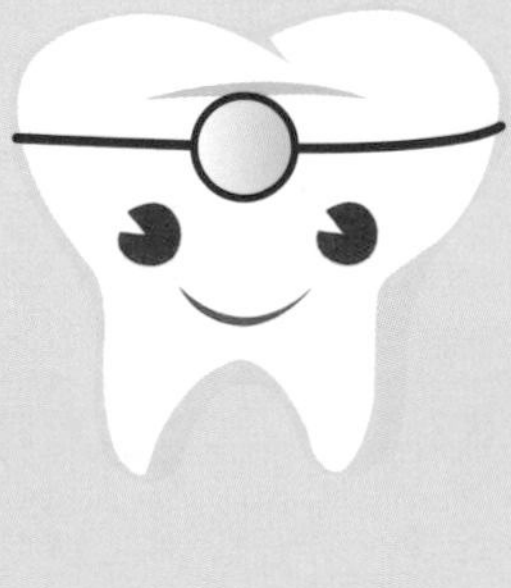

6-1 乳牙的重要性

乳牙有咀嚼、發音、維持臉型美觀、促進身體平衡的功能，更重要的是維持恆牙順利萌發的足夠空間。

乳牙有蛀洞，恆牙齲齒的比例高達九成以上，千萬不要以為乳牙蛀了不重要。假如看到幼童上門牙發黃，使用牙刷或紗布都難去除，就有可能是脫鈣，甚至是早期蛀牙，再不仔細清潔，沒多久就變成蛀牙。脫鈣是齒表琺瑯質受到牙菌斑侵蝕硬度軟化，形成原因是含著奶睡，加上平時清潔不夠徹底。牙齒雖已無法回到原本的顏色，但是如果好好照顧，仍可維持硬度，不致形成蛀洞。牙醫師可用氟化物協助牙齒脫鈣部位再硬化，同時多喝水，細嚼慢嚥也是關鍵。

蛀牙產生，口腔內的細菌大量增加，不僅造成

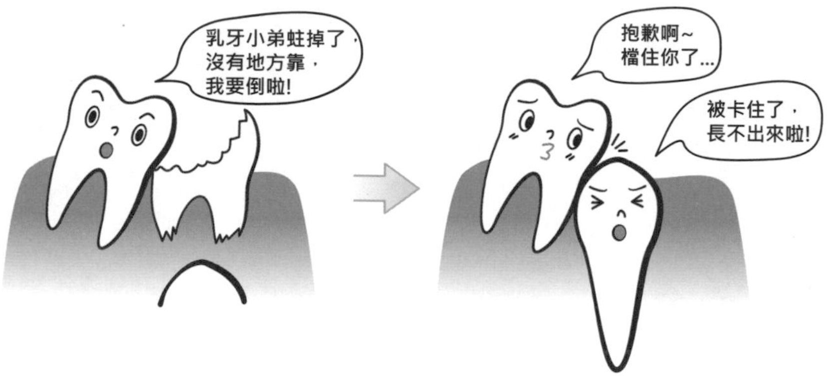
乳牙小弟蛀掉了，沒有地方靠，我要倒啦!
抱歉啊~檔住你了...
被卡住了，長不出來啦!

乳牙有牙縫蛀牙時，後方的牙齒因為沒有前面牙齒的支撐勢必往前傾倒，未來恆牙就沒有足夠的空間生長，造成牙齒排列擁擠等齒列不整的現象

牙齒疼痛，也造成咀嚼效率不佳引起消化不良。口內細菌也是引起感冒等肺部疾病及腸胃不適的常見因素。乳牙蛀牙還有些大問題，當乳牙有牙縫蛀牙時，後方的牙齒因為沒有前面牙齒的支撐勢必往前傾倒，未來恆牙就沒有足夠的空間生長，造成牙齒排列擁擠等齒列不整的現象。乳牙的蛀洞會讓咬合對側的牙齒過度往對側生長，造成咬合平面高低不平，影響咀嚼效率，更可能造成顳顎關節傷害。

乳牙完全脫落前，也是小寶貝骨骼發育的高峰期，如果這時候蛀牙造成牙齒疼痛，可能變成單側咀嚼，壞習慣一旦建立，頭頸歪斜、脊椎側彎的狀況就會出現。

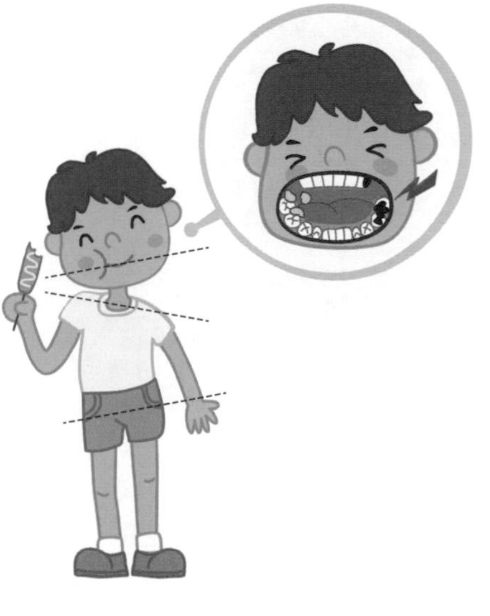

小寶貝乳牙牙縫好大?

乳牙比恆牙還小顆，到五、六歲時，小朋友漸漸長大，因此需要更大顆且更堅固的恆牙來承受成人的咀嚼力量，為了要讓較大顆的恆牙萌發，牙齒周圍的骨頭會長得更加寬大、粗壯，這時候牙根更加強壯的恆牙會逐漸萌發，往上頂鬆乳牙，乳牙掉落後，讓出的空間與牙縫空間可以讓較大顆的恆牙生長，而在原來乳牙後方的區域，則會陸續長出往後承受主要咬合力量的恆牙大臼齒，讓咀嚼的效率提高！

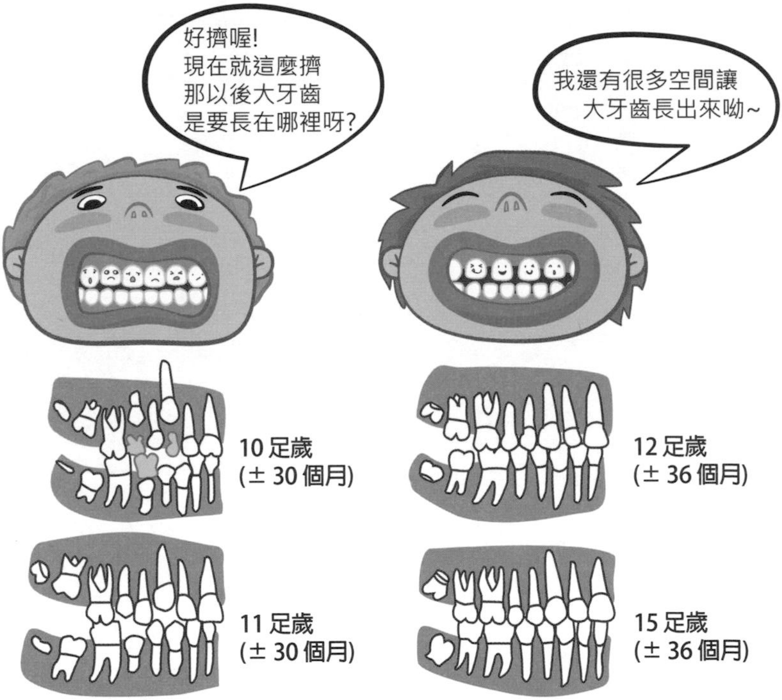
好擠喔!
現在就這麼擠
那以後大牙齒
是要長在哪裡呀?
我還有很多空間讓
大牙齒長出來呦~
10 足歲
(± 30 個月)
12 足歲
(± 36 個月)
11 足歲
(± 30 個月)
15 足歲
(± 36 個月)

兩顆乳臼齒，每一顆都比恆牙小臼齒要大顆，也就是需要9歲的生長發育

6-2 罹患蛀牙的風險

家長餵完任何食物都要幫幼兒清潔牙齒，因為食物殘渣留存在牙齒表面容易產生酸菌，例如，變形鏈球菌。餵給寶寶的食物，家長也不要用口吹，更不要用自己的唾液清潔奶嘴。當牙齒受到感染時，細菌就會發展成牙菌斑，所以不管是媽媽的母乳或配方奶，牙菌斑都可能產生酸性物質，因而嬰兒五、六、七個月時是蛀牙發生潛在期。

寶寶應多攝取含有鈣、磷和維生素的食物，例如，黃豆、牛奶、新鮮蔬果等，促進牙齒正常發育和鈣化。愛吃高黏性的零食或糖果，牙齒表面出現白點或黑黃色就是蛀牙的徵兆。初期的蛀牙會破壞乳牙而感染，產生口臭，影響美觀和自信，學習無法專心，嚴重時甚至會導致牙髓炎、敗血症。近年有些不幸病例就是因為病童蛀牙太多引起膿腫，或修補拔牙時，在施打鎮靜藥的過程中丟了性命。

6-3 該怎麼刷牙？

刷牙是違反自然的

在人體自我保護機制中，事實上不包括刷牙。身體有一套自然機制以預防蛀牙——唾液、舌頭與牙齒本身——我們該用正確的方式，啟動自身保護牙齒的能力，讓口腔自然獲得健康，下面就來談談啟動口腔自我療癒能力的方式。

人體自我保護牙齒的方式主要靠唾液、舌頭、嘴唇、臉頰與牙齒本身。關於唾液的功用，已經於前面章節向各位說明，唾液可以修復

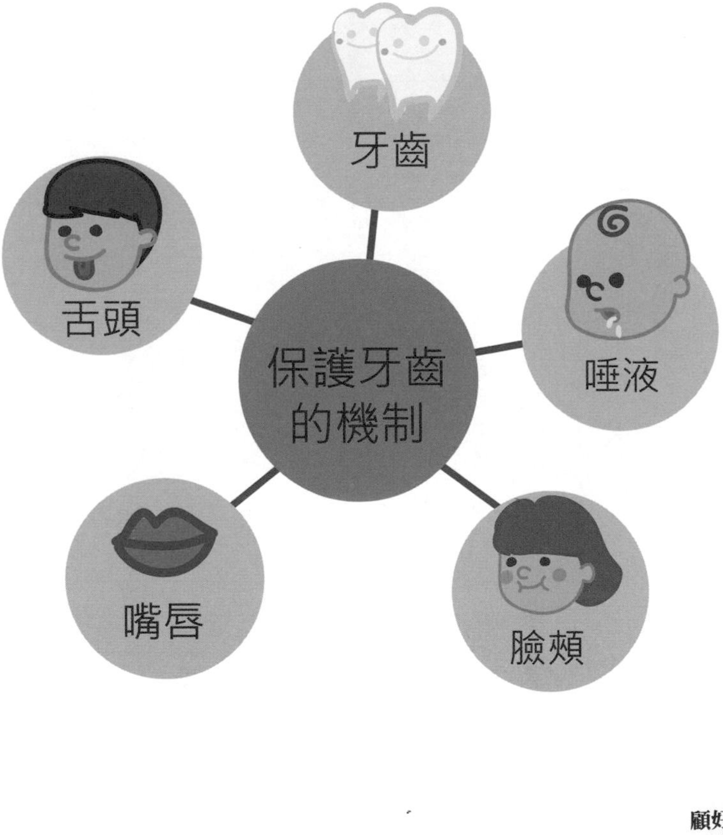

牙齒受到酸化傷害，也是促進消化吸收與身體健康的關鍵。同時唾液可以產生潤滑效果，減輕食物對牙齦的刺激與傷害，所以要保護口腔健康，減少蛀牙與牙周疾病傷害，最重要的就是細嚼慢嚥，讓唾液充足分泌，甚至透過常喝水，幫助中和口內高酸性，更促進唾液分泌。

舌頭除了發音與吞嚥之外，同時也扮演消化器官中非常重要的角色——協助食物的咀嚼——透過靈活的舌頭將食物推到合適的牙齒做切斷、咬碎與磨碎的各種細微動作。嘴唇與臉頰肌肉也搭配舌頭一起輔助咀嚼，舌頭、嘴唇與臉頰等於隨時在擦拭牙齒表面，減少食物殘渣停留在牙齒表面的機會。舌頭、嘴唇與臉頰協助清潔牙齒的功效，不輸給使用牙刷；有唾液的輔助，效果更加強大，只是時代的演進，食物精緻化的結果，使大部分人的咀嚼次數降低，加上食物黏性與酸性的增加、酸性飲料的加害，讓舌頭、嘴唇與臉頰對於牙齒表面的清潔效果大不如前，才需要牙刷，甚至牙線輔助。

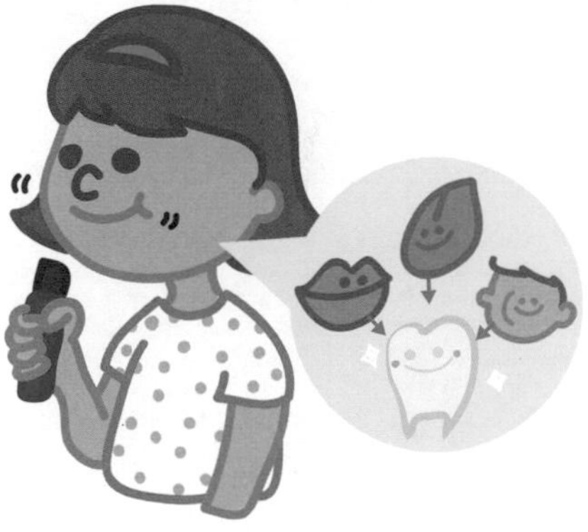

人體自我保護牙齒的方式主要靠唾液、舌頭、嘴唇、臉頰與牙齒本身

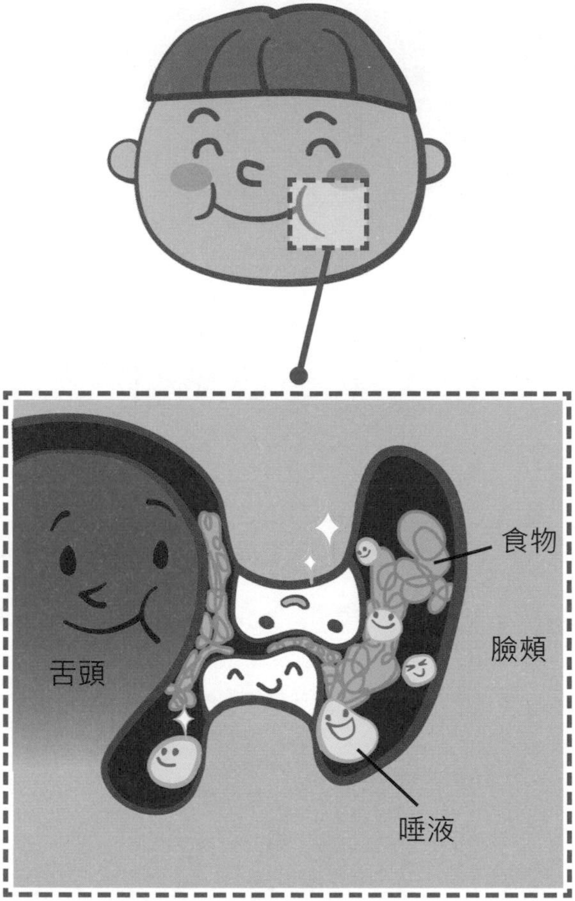

靈活的舌頭將食物推到合適的牙齒做切斷、咬碎與磨碎的各種細微過程中，舌頭、嘴唇與臉頰也等於隨時在擦拭牙齒表面，減少食物殘渣停留在牙齒表面的機會

牙齒本身也是維持牙齒自身清潔的關鍵，牙齒磨碎食物，舌頭、嘴唇、臉頰與對側牙齒同時擦拭牙齒，這些動作統稱為「自體清潔」，在理想狀態下，足夠的咀嚼次數就足以將牙齒表面擦拭乾淨，雖然食物容易產生酸性環境，不過只要咀嚼的次數足夠，不僅牙齒表面不容易藏汙納垢，大量的唾液也能快速中和口內酸性，甚至有足夠的鈣與磷可以修復脫鈣的牙齒表面。希望爸爸、媽媽跟小朋友都可以把細嚼慢嚥當作是預防口腔疾病的基本功。

刷牙本身雖然違反自然，只是現在飲食的習慣、食物的內容與環境的汙染，都容易造成小朋友口腔病菌增加，蛀牙與牙齦發炎的機率大增，因此小朋友唯有養成刷牙的習慣，才能遠離牙科疾病的傷害。

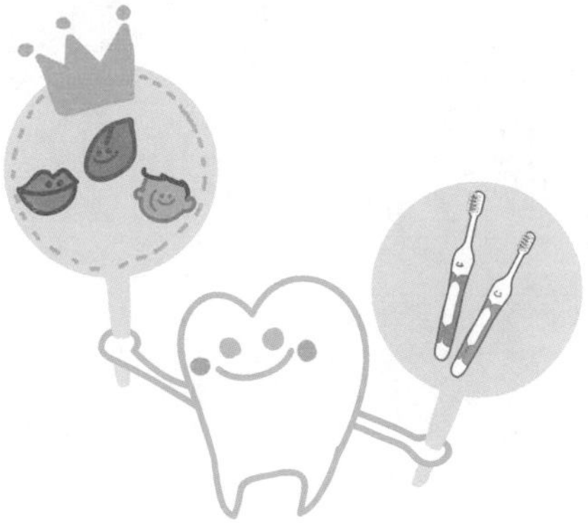

清潔力比一比

在足夠的咀嚼中，舌頭、嘴唇與臉頰對牙齒的自體清潔不輸牙刷

幫小寶貝刷牙就開始哭，怎麼辦？

我建議在小朋友牙齒長出來之前，先讓小朋友看到爸爸、媽媽餐後立即刷牙的動作，並讓小朋友吃完飯後習慣把玩牙刷，等牙齒長出來後，爸媽用牙刷幫小寶貝刷牙，會比較輕鬆。

小寶貝在養成潔牙習慣的過程中，當發現玩具變成異物，每天餐後都要進入嘴巴裡面做「動作」，還是很可能發生排斥行為。爸爸、媽媽就得用大人的話語慢慢誘導小寶貝知道：為了牙齒的健康，刷牙是個非常重要的習慣。

我女兒一開始刷牙一定會哭，不過我太太總是會在刷完牙後稱讚她、鼓勵她，所以

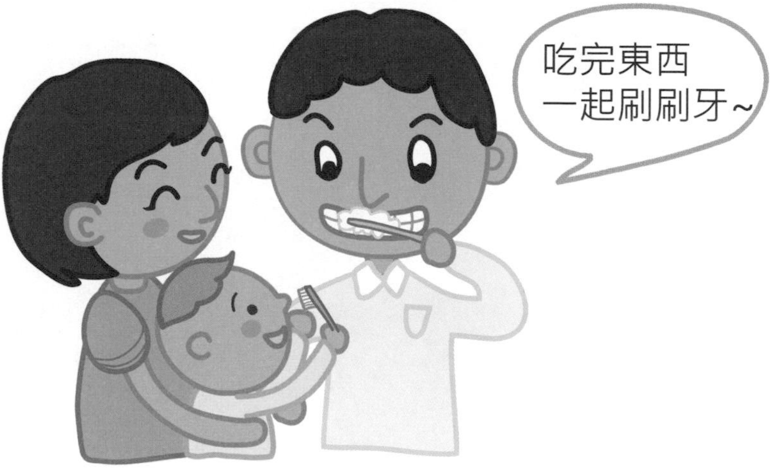

牙齒長出以前就要讓小寶貝看到爸爸、媽媽刷牙的樣子，並習慣把牙刷當成玩具

再怎麼不願意，女兒哭完還是會點頭說謝謝，甚至拍拍手。日積月累養成好習慣以後，在開始學習走路時所玩的第一個遊戲，就是要替爸爸、媽媽刷牙，而且只要看到爸爸、媽媽刷牙，也馬上拿起自己的牙刷跟著一起刷。有一回，女兒調皮不乖挨罵，因為媽媽不理她而傷心掉淚，但是上床前仍舊邊哭邊對媽媽說：「我要刷牙，沒有刷牙我睡不著。」您說，媽媽還會生氣嗎？

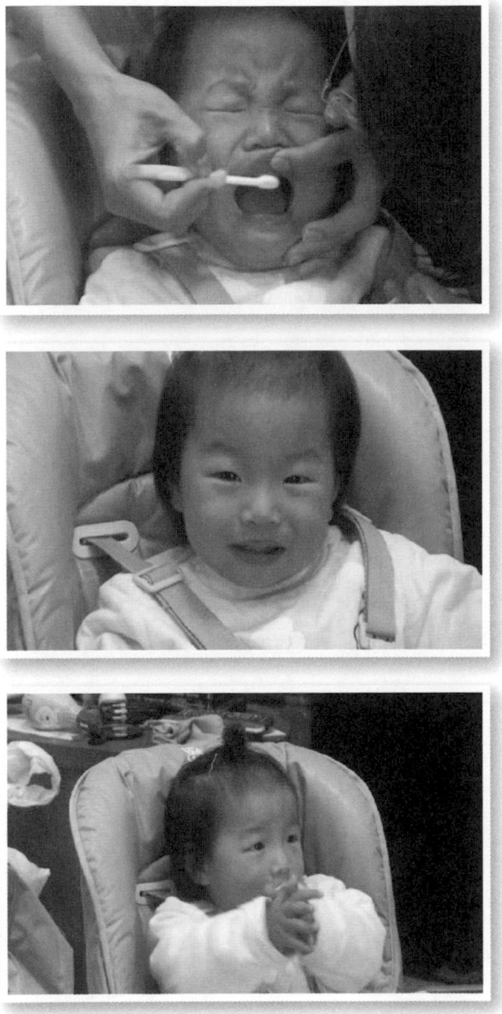

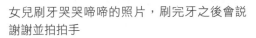

女兒刷牙哭哭啼啼的照片，刷完牙之後會說謝謝並拍拍手

父母一定要堅持讓小寶貝知道刷牙很重要，吃飽飯以後一定要刷牙，沒有妥協的空間，假使連刷牙這樣的好習慣都無法要求，父母這輩子會很難對孩子堅持任何該做的事。當然，父母親一定要以身作則，小朋友的任何習慣都是模仿來的，父母親吃飯、刷牙、咀嚼的方式都深深影響小朋友。

小朋友通常六個月開始出牙（有的四個月就開始，但也有九～十個月才開始）。最先長出的多是下門牙，然後長出四顆上門牙。

爸爸、媽媽開始幫小寶貝刷牙的時候，還有一個原因會讓小朋友本能地排斥，因為牙齒剛長出的敏感時期，牙齦呈現紅腫與敏感。爸媽可試著採取兩個階段清潔牙齒，首先是手指上纏個紗布，按摩嘴巴外緣，讓小朋友覺得很舒服，接下來再慢慢從嘴角伸入前緣，按摩牙齒或牙齦、擦拭舌頭、牙齦以及口腔黏膜。過程中應避免硬把嘴唇扳開，家長愈用力小朋友就愈不舒服，產生討厭、抗拒的心態。

六～八個月剛長牙的時候，採用兒童牙刷或是嬰兒牙刷（指套型乳牙刷），也就是從嘴角輕輕滑進去，不要從正前方把嘴巴扳開，利用小朋友嘴唇緊閉的力量以水平橫向的方式擦拭。

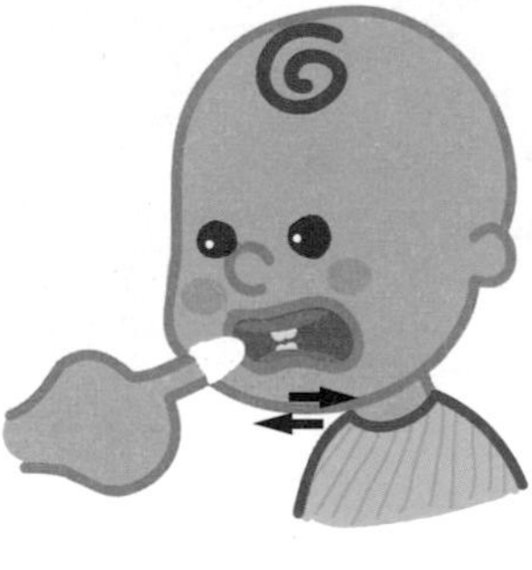

從嘴角輕輕滑進去
以水平衡向的方式擦拭

手指式牙刷

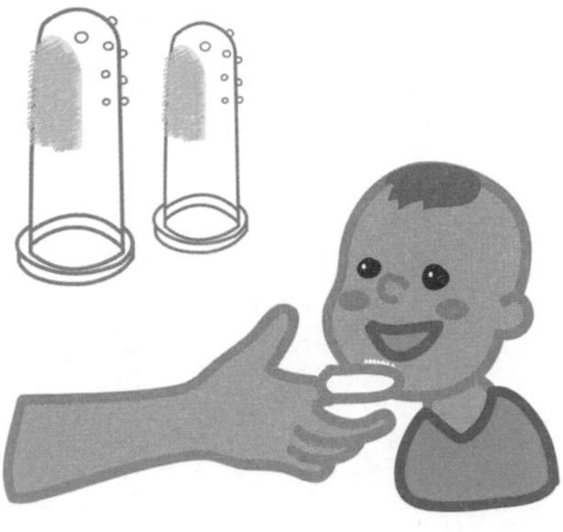

兒童牙刷

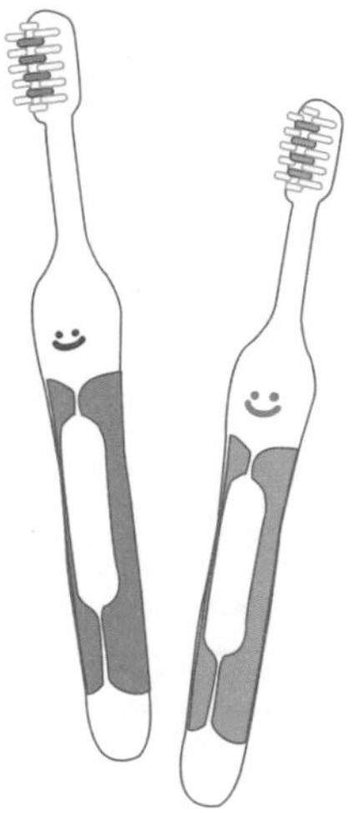

小寶貝可以直接用兒童牙刷刷牙，
不一定要買嬰兒專用的手指式牙刷

寶寶後牙的臼齒長出後（上排第一大臼齒十三～十九個月，第二大臼齒二十五～三十三個月；下排第一大臼齒十四～十八個月，第二大臼齒二十三～三十一個月），因為紗布無法清潔到臼齒中央的凹槽縫隙，就應該用牙刷幫小朋友清潔牙齒。

乳牙長出第一顆就是要用五～六年，一開始最好選擇刷頭小且刷毛較軟的牙刷，不要用特別的工具，讓小朋友習慣大人的工具。

爸爸或媽媽協助潔牙時，可讓小朋友斜躺在腿上，像到牙科躺著看牙的姿勢。刷牙時，使用水平前後的橫刷法，力道要輕柔，注意不能讓牙刷太靠近喉嚨處。刷牙時將上下列牙齒依左、中、右分成六區，以ㄇ字型的順序清潔，除了牙齒表面、內側外，咬合處也不能忽略。

孩子除了勤於潔牙，也可以請牙醫使用窩溝封填劑，改善牙齒凹凸不平的咬合面，避免食物殘渣堆積造成蛀牙。建議家長自幼童一歲起，平均每三～六個月帶孩子找牙醫師檢查口腔，獲得正確的衛教知識，並適當使用氟化物及窩溝封填劑保護牙齒，建立正確的潔牙和口腔清潔好習慣，有效降低齲齒發生率。

在外飲食若時間或地點不方便潔牙時，可給孩子咀嚼無糖口香糖約二十分鐘，刺激唾液分泌，幫助清除牙齒表面殘渣，中和口中酸性。

您還在使用牙膏刷牙？

正確的刷牙是用清水先漱口，然

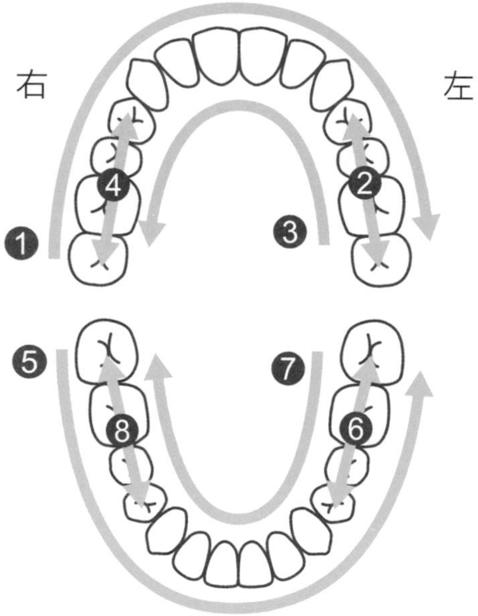

乳牙長齊之後，要和恆牙一樣有順序的刷牙

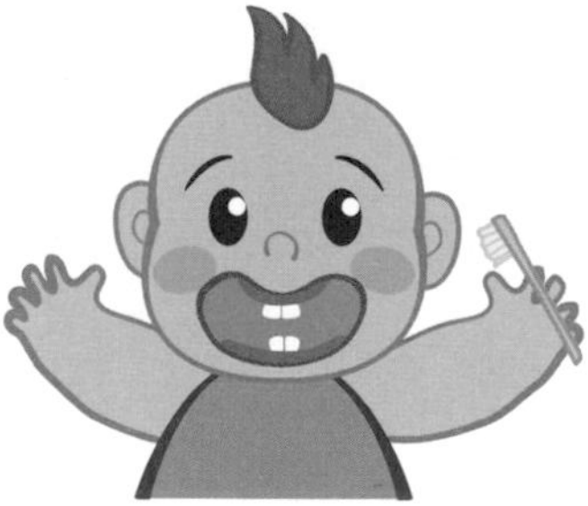
乳牙刷牙的方式：門牙四顆牙，從牙齦往牙齒刷

後用牙刷直接刷牙齒，一方面可以感受牙刷有順序的清潔牙齒表面的感覺，避免刷得太大力讓牙齒與牙齦受傷，一方面，味覺可以發現哪些牙齒在刷牙時，會有腐臭的異味出現，這些有腐臭味道的牙齒就是蛀牙甚至牙周疾病的高危險群，這時候就會自然而然地多刷幾下，以免真的產生蛀牙等疾病。

只是，現在大家都習慣用牙膏幫忙刷牙，甚至像廣告「一樣擠一條牙膏」在牙刷上，發泡劑與芳香劑很快就讓嘴巴內口氣清新，結果造成隨便刷刷的不良習慣（因為根本無法從刷牙過程中自我感知牙齒有問題）。其中的抗菌劑、氟化物與研磨劑可以幫助抑制病菌與促進牙齒的修補，只是這些添加物是「經皮毒」（經皮膚進入人體的化學毒物），也會對牙齒表面產生磨耗。

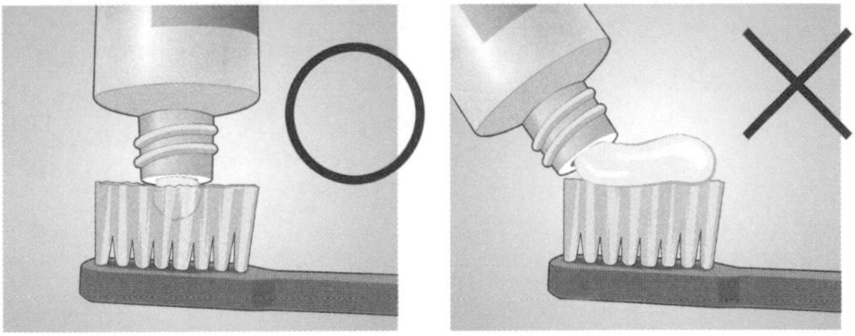

牙膏的神奇妙用

清洗水槽水漬、清洗簽字筆油、清洗球鞋的汙垢、擦拭泛黃的家具。牙膏研磨劑與清潔劑產生的去汙力超強，需要用在牙齒上？

牙膏的其他11種妙用：

1.使手掌清香
2.清洗首飾
3.清除牆上的蠟筆塗鴉
4.除去鏡面上的霧
5.清除痘痘
6.磨亮指甲
7.清洗瓶子、去除異味
8.去除肥皂汙垢
9.磨亮鉻製水龍頭裝置
10.去除飲料漬
11.清潔地毯汙漬

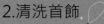

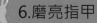

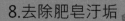

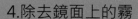

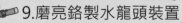

不要用電動牙刷

小朋友三歲時，開始進行眼睛與手協調性的發展，這時候，用眼睛看著鏡子，嘗試理解左右的不同，同時訓練眼睛所觀察到的視覺狀況，讓大腦可以控制手到適當的位置做動作，最理想的就是刷牙動作的訓練，如果採用電動牙刷，雖然還保有訓練眼睛與手協調的能力，不過對於小手肌肉的強化，特別是手腕與手指力量的掌控，就沒有像是採用牙刷刷牙那般細膩，如果可以，還是盡量採用手刷的方式來完成刷牙動作，小朋友未來做細膩的動作會比較容易，當然，觀察力也會變得敏銳！另外，電動牙刷雖然清潔效率高，但是對於小細節卻容易疏忽，所以建議使用一般的標準兒童牙刷即可。

鏡子的使用

小朋友會拿牙刷後，就可以拿著牙刷照著鏡子刷，一開始當作玩遊戲，三歲以後手掌與手指頭的發育已經可以做細膩動作，也可以用眼睛研判鏡子裡的自己左右方向不相同，同時視覺與肌肉的協調性也已足夠，能把牙刷適當地放入嘴巴，自行

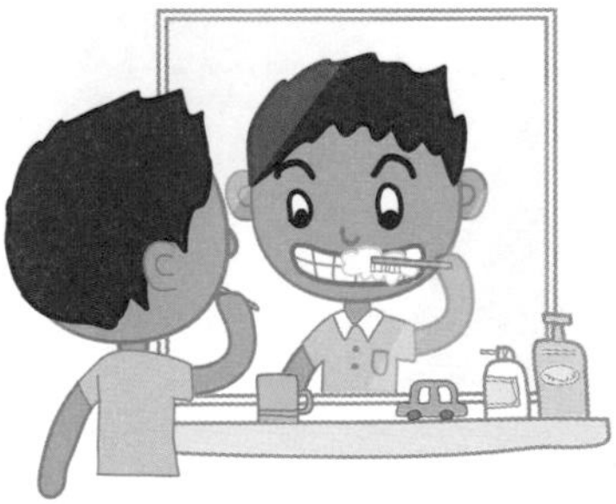

完成大部分牙齒清潔的工作。

在五～七歲前，即使你的孩子認為他們可以自己刷牙，家長還是要耐心協助幫忙再刷一遍，順便檢查，一直到乳牙齒列全部替換成恆牙齒列，每天的檢視工作才告一段落。

6-4 要不要塗氟或使用含氟漱口水？

我的第一本書《牙齒有毛病，身體一定出問題！》提到飲水加氟，是大幅降低齲齒率的良好公衛政策。不過從自然醫學的觀點，氟膠、氟錠、含氟漱口水等氟化物都透過化學合成，氟本身就是毒性高的鹵素族元素，這些化學合成製劑與人工合成的維他命一般，與藥品沒有兩樣。儘管從製作過程或透過能量醫學檢測，氟化物的確對牙齒保健產生功效，但是對於身體卻不見得是有益的，甚至可能有毒害。

使用大量含氟漱口水與相關氟化物，臺灣人的齲齒率並未降低，降低齲齒率的做法勢必走向飲食習慣的改變與食品添加物的限制，需要整個社會環境配合。

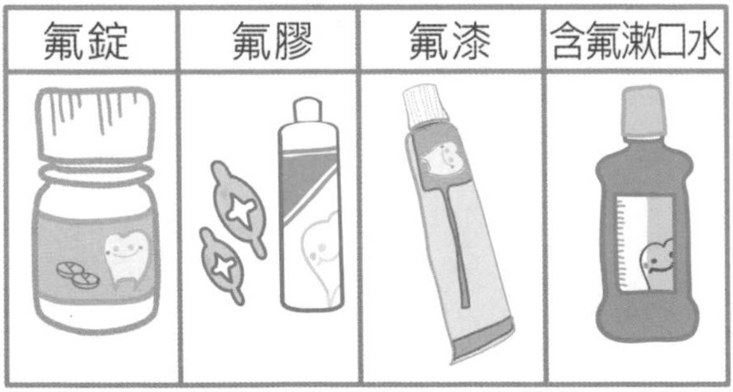

6-5 預防蛀牙與其他牙科疾病的方式

1. **常喝水：**快速中和口內酸性，含一口水漱口再吞，養成喝水好習慣。
2. **睡覺前、起床後潔牙：**將覆蓋在牙齒表面的牙垢清除乾淨、減少睡眠因唾液分泌減少而增加細菌對牙齒破壞的機會。
3. **多用鼻子呼吸：**減少口乾舌燥喪失唾液保護牙齒的機會，減少空氣中病菌與汙染物直接侵犯牙齒的機會。
4. **飲料、零食餐後吃：**不讓飲料、零食影響正餐。

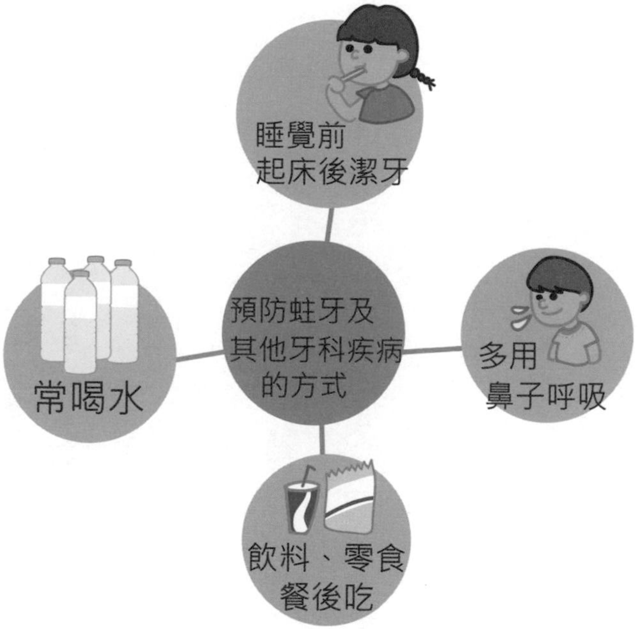

刷牙可以減少胃病？

口腔內的幽門桿菌會因為清潔工作不理想，而直接進到胃部，造成胃部疾病，做好牙齒清潔的工作，可以有效降低口內細菌的數量。

牙齒產生牙垢的最大原因是用口呼吸，嘴巴張開不僅讓唾液揮發，口內缺乏讓口內環境恢復中性的唾液，結果表層酸蝕變黃；而且嘴巴直接將空氣中的雜質吸入，在乾燥的環境中很容易造成牙垢堆積。

小寶貝牙齒顏色偏黃，爸媽須先注意有沒有食物過敏的狀況。幼兒常會有胃酸逆流的問題，長此以往，不僅牙齒顏色偏黃，甚至也容易蛀牙。另外，攝食果汁、水果或是甜食也會使口內偏酸。如果加上習慣用口呼吸，不僅僅牙垢多，且因為口呼吸導致口乾舌燥。

6-6 奶嘴該何時戒除？

嬰兒期的吸吮動作是正常生理及心理的反應，可以滿足口欲期的欲望。斷奶的過程要循序漸進，使孩子不會感覺到被拋棄或口欲無法滿足而不安。大多數嬰兒會在二到四歲間停止吸奶嘴，即使沒有停止，在三歲以前對發育的齒列影響也不大，僅侷限於上顎門齒區域，可能造成暫時性前牙開咬，只要將此習癖戒除，咬合異常的現象自然會改善。

有人建議多吸奶嘴可讓小寶貝有安全感，而且可強制用鼻子呼吸，但是四歲以後仍然有此習慣會造成口腔周圍肌肉緊張收縮，可能有三種嚴重的口顎顏面發育狀況：

一、讓上顎骨頭往上頂，造成鼻腔高度縮減，未來容易加重鼻子過敏問題。

二、讓上顎骨頭往外頂出，未來可能有暴牙，甚至小下巴。

三、導致吞嚥習慣錯誤，讓舌頭等肌肉不正確出力，影響臉型發育與牙齒排列，也會造成異常的發音、誤嚥性肺炎、甚至呼吸功能異常。

吸奶嘴最大的問題是：父母以此「敷衍」孩子，讓孩子不哭不鬧，失去親子互動的大好機會，也讓父母少了發現孩子身體異常的機會。

爸媽最好能在九個月大時逐漸改用杯子餵奶，在三歲以前，大多數的孩子會自己停止吸奶嘴的習慣，積習難改則可尋求醫師協助（通常使用特殊設計的固定式矯正器），也有些家長會在奶嘴或小孩子手指上塗辣椒、萬金油或纏紙膠帶，目的都是提醒孩子別再把奶嘴或手指放入口中，另外再配合心理輔導，以鼓勵取代責難，效果才能顯著持久。

損害寶寶牙齒的壞習慣

1. 亂舔舌頭：小朋友在換牙時喜歡用舌頭去舔牙齒，常常會造成舌頭習慣前伸，而讓牙齒出現縫隙或齒列不整。
2. 咬嘴唇：常常咬嘴唇會抑制顎骨發育而造成暴牙或戽斗的情形。
3. 單側咀嚼：小朋友牙齒痛或在萌芽時產生不適，會習慣用另一側牙齒咀嚼，日後容易造成不對稱的外觀。而較少咀嚼的一側易出現牙垢堆積而造成牙周問題。
4. 咬物癖：小朋友會喜歡吸手指、吸奶嘴容易造成開咬。
5. 不良睡眠習慣：托腮幫睡覺會影響面部發育而造成臉型不對稱。
6. 用牙籤剔牙：用牙籤剔牙會讓牙縫變大而容易塞食物，進而有蛀牙或牙周問題。

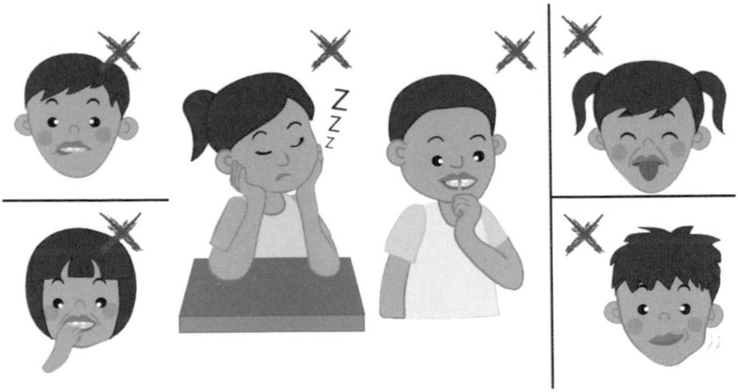

6-7 喝水習慣會影響蛀牙？

保健牙齒請常喝水

很多小朋友因為牙齒有了蛀洞而來診所補蛀牙，牙醫師除了檢查蛀牙之外，往往也會觀察口腔裡的清潔程度，因為蛀牙大部分是清潔工作不理想所造成。蛀牙的原因主要是細菌處於酸性環境下，得以破壞牙齒，而人不可能隨時吃完食物馬上刷牙，即使刷完牙，長時間不喝水也容易讓口內環境趨向酸性，所以喝水習慣變成影響蛀牙是否產生的重要原因。

只要一喝水，水是中性的，馬上讓嘴巴裡的酸性環境回到酸鹼值五・六以上，這時候因為喝水而伴隨分泌的唾液有足夠的鈣和磷，就可以開始協助修補牙齒琺瑯質表面。

保健牙齒的第一步就是常喝水，隨時喝，小口喝，甚至含著水漱一漱，分泌更多唾液，減少口腔產生疾病的機會。

要常喝水，不要多喝水

少喝水就會少流汗，排重金屬能力變差，使腎臟負擔加重；同時也會少流口水，腸胃差、牙齒不好，因此不能少喝水。

多喝水，一下子喝下三百～五百毫升的水，就像水庫遇到暴雨，只能先洩洪，人體也是，一下喝太多水，不是流汗就是馬上想要上廁所。所以我建議常喝水，一天所需約二千毫升，分十～二十次慢慢喝，也就是半小時～一小時一定要喝幾口水，如果能夠含著水咬一咬，促進唾液分泌，順便練習用鼻子呼吸，對身體健康有莫大的助益。

父母親喝水習慣與小朋友蛀牙的關係

為什麼父母親的喝水習慣會和小朋友的蛀牙程度有相關性，首先，根據研究，小朋友的蛀牙細菌往往來自於父母親嘴巴裡的蛀牙，可以這樣說，父母親本身喝水習慣不好，自然容易蛀牙，病菌才會有機會傳染到小朋友的嘴巴；其次，小朋友的生活習慣都從父母身上模仿來的，父母親沒有良好的喝水習慣，小朋友自然就模仿不出正確的喝水習慣，久而久之，小朋友甚至於比父母親更容易蛀牙，特別是目前加工與含糖食品過多的飲食習慣，沒有良好喝水習慣的小朋友，要不蛀牙也難。

養成喝水習慣的最佳方式

學齡中的孩子如何養成喝水習慣呢？只要每次上課與下課鐘響就馬上喝口水，特別是上課鐘響時，大家可以先一起含一口水到嘴巴裡等老師來，促進唾液分泌，等老師進教室的時候，才把水吞下去。一來，讓身體保持足夠水分，二來，開水與唾液都能降低口內酸性質，減少蛀牙發生率。而且孩子會習慣一上課就安靜下來，增強學習效率。更棒的是，嘴巴含著水就會習慣用鼻子呼吸，鼻子呼吸會讓血氧量增加，上課時注意力容易集中。

人的血液占身體重量約十三分之一，以六十五公斤來計算，大約是五公斤。假設以水的密度來計算，大約是五公升，人一天代謝的排尿量大約是一～二公升，人一天運動的排汗量可以到一～二公升，人一天唾液的分泌量大約是一～一．五公升，最少可能都會排出三公升的水分，而食物本身就可以提供大量的水分，人一天視情況還需要補充一千～三千毫升的水分。我建議，每半個小時喝口水，最好咬一咬，讓唾液分泌出來後一起吞下，雖然很麻煩，但是唾液可以殺菌與抑制毒性，還可以促進水分吸收，同時耐著性子練習用鼻子深呼吸，在補充水分的同時，也能促進鼻子功能與平衡自律神經，一舉多得！

- 含水咬一咬促進唾液分泌、降低口內酸性值、減少蛀牙、平心靜氣、促進大腦健康

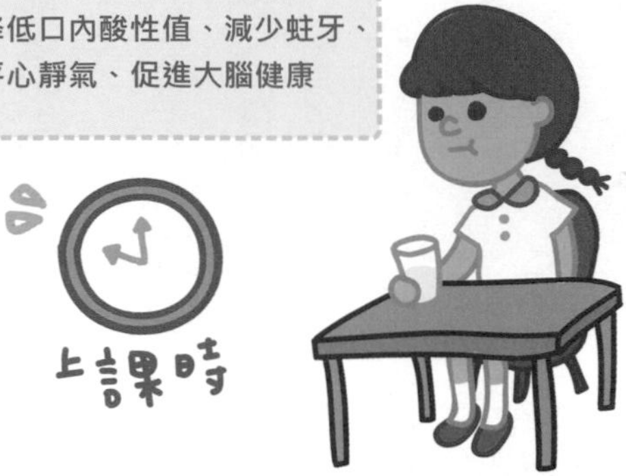

- 上課鐘響含水等老師來，養成常喝水好習慣
- 學生閉口含水保持安靜，鼻子呼吸增加血氧量
- 老師來之後把水吞下

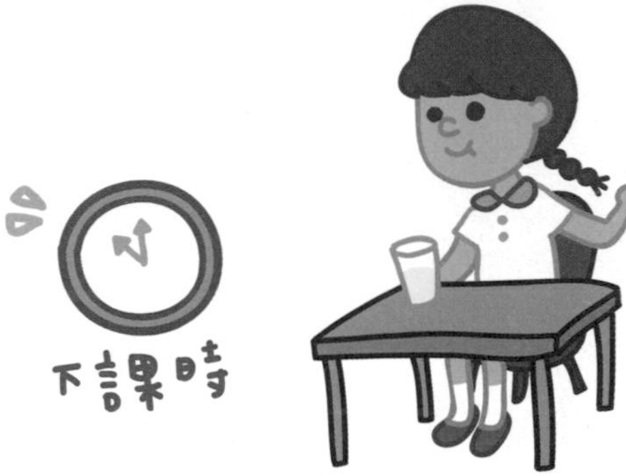

下課先含一口水再下課

- 讓小朋友理解食物該咬多碎才吞下，漸進式方法改善小朋友的腸胃功能
- 十二年國民義務教育，小朋友總該學會吃飯的方式

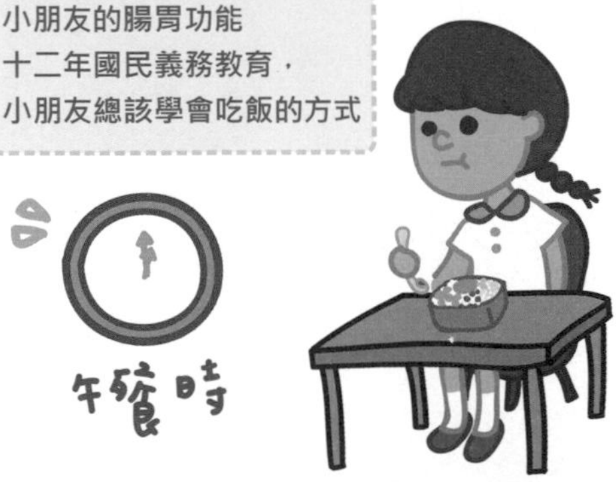

午餐第一口飯咀嚼100下

6-8 小孩子蛀牙與父母息息相關

吃飯不僅是為了吃飽以維持生命力，良好的咀嚼等飲食習慣，更是為身體創造健康的關鍵。腸胃與身體的健康是口腔健康的第一步。我只要看到蛀牙多的小朋友，就會問：「爸爸、媽媽吃飯快不快？爸爸、媽媽喝水習慣好不好？喝很多還是常常喝？」

小朋友蛀牙和爸爸、媽媽的咀嚼與喝水習慣是息息相關的，沒有細嚼慢嚥，腸胃一定不好，胃酸逆流到口腔更是造成口內高酸性而容易蛀牙的關鍵，同時唾液分泌少，自然修補牙齒的能力就會變差，加上沒有良好喝水的習慣，失去了快速中和口內酸性的良方——水——如果爸爸、媽媽又對飲料、零食、冷飲、冰品來者不拒，小朋友有樣學樣，習慣一旦養成，小朋友蛀牙也就無法避免。

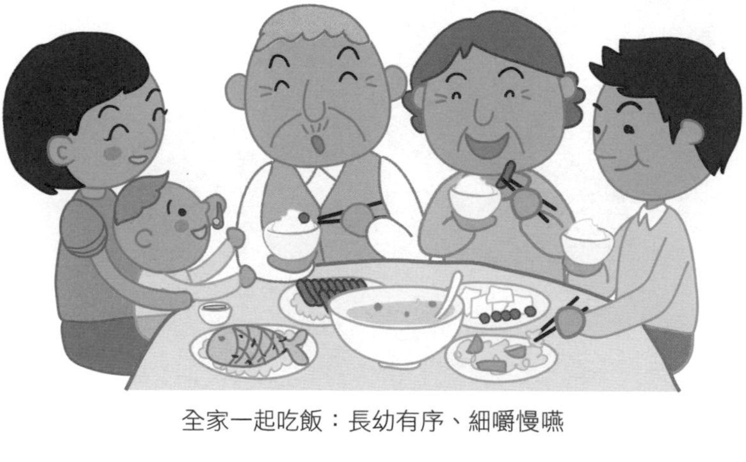

全家一起吃飯：長幼有序、細嚼慢嚥

吃飯時，各位爸爸、媽媽是不是狼吞虎嚥，或是邊吃邊討論事情？您很容易就會發現小朋友有樣學樣，而且坐不住。如果電視一打開，小朋友變乖了，可是嘴巴卻不動了，眼睛看電視看得忘神，嘴巴也閒置下來。一提醒小朋友吃飯，就三兩口急著吞，難怪有時會吃進魚刺，或噎到、嗆到。

父母親的身教遠遠重於言教，如果爸爸、媽媽可以多陪孩子一起吃飯，讓孩子在潛移默化中，學習細嚼慢嚥，學習進食健康食品，學習用心品嘗每一口飯。這些都要靠父母親從一點一滴的生活習慣中傳承。是否讓小朋友學習到理想的潔牙習慣？這影響小朋友的一輩子的身體健康。

常常陪伴孩子好好吃飯，陪伴孩子養成良好的生活習慣，陪伴孩子享受人生，孩子才會有真正美好的未來。

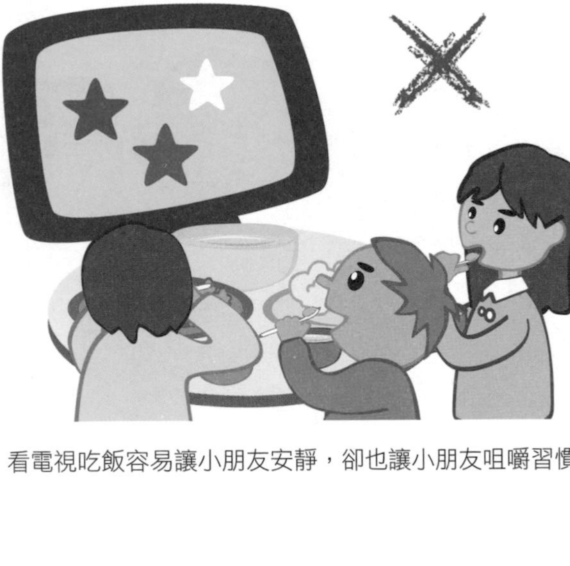

看電視吃飯容易讓小朋友安靜，卻也讓小朋友咀嚼習慣變差

6-9 在運動中保護牙齒

有些寶寶喜歡運動，四、五歲大就開始玩直排輪、溜冰、足球、棒球等，但在運動中難免有傷害。美國疾病控制中心報告指出，在美國每年有六十萬年輕人因牙齒及面部運動傷害而送進急診室，每年在運動傷害中失去五百萬顆牙齒。

因此口腔醫生建議：易發生撞擊導致牙外傷的高強度、對抗性運動，最好佩戴牙托。防護牙托是一種彈性片狀減震裝置，它能在運動中保護牙齒及周圍組織、頷骨和腦，避免受到衝擊和損傷。目前在私人牙科診所做牙托很方便，而且有多種顏色可供選擇。

6-10 趴睡不會有瓜子臉，還常造成猝死

許多家長誤信幼兒趴睡或側睡，長大後會有一張瓜子臉。但

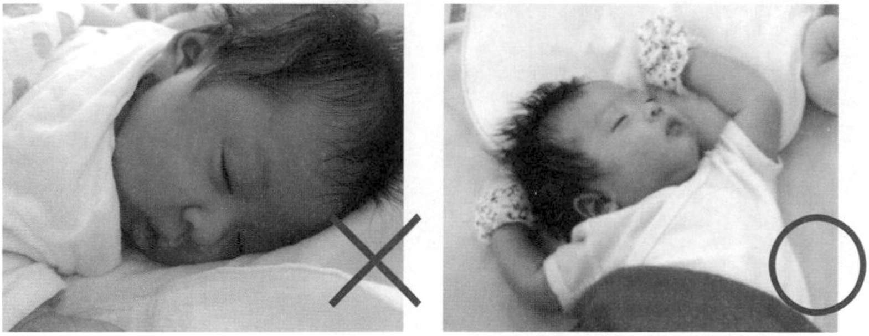

趴睡容易影響顎骨發育且猝死機會較仰睡高一倍

是趴睡就是造成鼻子功能低下最根本的原因。家長過度疼愛與保護無可厚非，只是方法用錯了。

趴睡僅有助於頭型的改變，避免後頭部扁平，但猝死的機會卻增加一倍以上，不可不慎。美國兒科醫學會公布的「嬰兒睡眠安全指南」中，明確提醒仰睡才能有效預防嬰兒猝死症候群的發生。仰睡時，嬰兒舌頭才會自然頂著上顎，有助於上顎骨發育，進而使鼻子發育正常，長大時才會有標準或美麗的臉型。

瓜子臉其實是顎骨發育不良

典型的瓜子臉有兩大特徵，一個是下巴頦肌的位置較尖，一個是兩側的下巴角平滑，沒有國字臉。研究顯示，下巴尖不尖與有沒有國字臉，主要是受到遺傳與吞嚥方式影響，趴睡只會造成顎骨發育不良，對形成瓜子臉一點幫助也沒有。

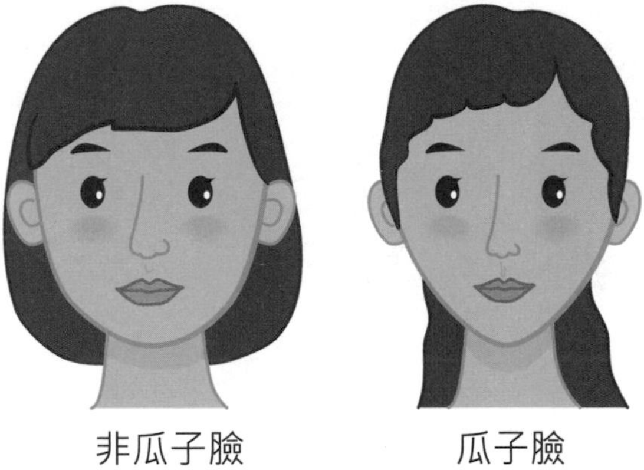

瓜子臉　　非瓜子臉

附錄2　牙齒健康自我檢查表

患者姓名：＿＿＿＿＿＿＿＿＿＿　　性別：□男／□女

填表日期：＿＿年＿＿月＿＿日

➤ 您想要矯正的原因：

＿＿＿＿＿＿＿＿＿＿＿＿＿＿＿＿＿＿＿＿

＿＿＿＿＿＿＿＿＿＿＿＿＿＿＿＿＿＿＿＿

➤ 想要改變您的牙齒，希望改善哪些項目：（需助理解釋）

□上排牙齒　□往外暴／□往內倒　□上下門牙咬不到（開咬）

□下排牙齒　□往外暴／□往內倒　□上下門牙咬合時重疊太多（深咬）

□牙齦露出太多想要將上排牙齒上移

□牙縫太大想將牙縫矯正關閉起來　□上排牙齒／□下排牙齒

□牙齒排列不整（擁擠）需要排整齊　□上排牙齒／□下排牙齒

□改善牙齒外觀（□缺損、□破裂、□染色、□變色、□尖的牙齒外觀）

□其他（＿＿＿＿＿＿＿＿＿＿＿＿＿＿＿＿）

➤ 您是否了解齒顎矯正多少能改變面貌？

□是／□否

➤ 您家族是否有暴牙、扇斗、其他家族病史：

□是／□否（＿＿＿＿＿＿＿＿＿＿＿＿＿＿）說明

➤ 是否有運動習慣　參照改善口呼吸、吞嚥、提升免疫力解說

□有（□每天、□每週）／□否

➤ 是否會鼻塞、鼻子過敏、鼻子癢、起床流鼻涕

參照改善口呼吸、吞嚥、提升免疫力解說

□是／□否

- **習慣睡姿：可複選**

  □正躺、□側躺、□趴睡

- **您睡眠時是否會有下列情況？（以下勾選）**

  口呼吸造成健康問題與鼻子呼吸好處

  □磨牙／□喘息、打鼾(呼吸中止症)／□踢被子／
  □頻尿、尿失禁／□胃食道逆流

- **咬合習慣異常：可複選** **口呼吸造成健康問題與鼻子呼吸好處**

  □喜歡咬硬、嚼勁的食物、□經常咬牙切齒、□睡覺會磨牙

- **嘴角下垂，不笑看起來嚴肅** **參照吞嚥異常解說**

  □是／□否

- **吞嚥習慣異常：可複選** **參照吞嚥異常解說**

  □容易嗆到、噎到、□舌頭習慣推門牙

- **是否有特殊飲食：可複選** **參照改善口呼吸、吞嚥、提升免疫力解說**

  □抽菸、□檳榔、□喝酒、□茶、□咖啡

- **飲食習慣：可複選** **參照改善口呼吸、吞嚥、提升免疫力解說**

  □喜愛飲料、零食、冷飲、冰品、糖分攝取較多
  □喜愛牛奶、蛋、麵粉慢性過敏原的加工製品（例：麵包、蛋糕、布丁）
  □喜愛酸的食物（例：健康醋、檸檬等）
  □喝水習慣一飲而盡
  □經常外食

- **腸胃功能：可複選** **參照改善口呼吸、吞嚥、提升免疫力解說**

  □腸胃不好、□狼吞虎嚥／囫圇吞棗、
  □胃食道逆流（火燒心、喉嚨有痰、易癢）、□沒時間吃飯
  □經常性蛀牙

口腔疾病與身體健康狀況評估自我診斷表

缺氧狀況評估

環境因素

- □工業革命造成大氣含氧量
（25% → 21%、雨林破壞、地球暖化）
- □住家或工作環境通風不良

呼吸道因素

- □鼻過敏、異位性皮膚炎、口呼吸
- □打鼾、睡眠呼吸中止症、較大的頸圍
- □有牙齒拔除的矯正病史
- □呼吸淺、狼吞虎嚥
- □空氣汙染
（抽菸、廚房油煙、導致肺泡氣體效率差）
- □肺功能異常
（肺結核、氣喘等疾病）

粒線體因素

- □粒線體老化
- □缺氧過久

口呼吸症狀

- □口乾舌燥
- □牙齦紅腫
- □牙垢多
- □經常性蛀牙
- □過度發育上顎或下顎
- □咬合不正
- □白天容易想睡覺或感到虛弱
- □睡覺踢被子
- □尿床

耗氧量評估

- □人忙：（超時工作、過度勞累）
- □過敏：（飲料、零食、冰品、奶、蛋、糖、麵粉等加工製品攝食過多）
- □肥胖

血管因素

- □地中海型、缺鐵性貧血等貧血症狀
- □子宮肌瘤、痔瘡等出血性疾病
- □血紅素不足

高度酸性評估

胃酸

- □腸胃不適
- □胃食道逆流
（喉嚨癢、聲音沙啞、火燒心）
- □食欲不振、便祕

乳酸

- □腰痠背痛
- □缺乏運動

碳酸

- □呼吸淺（彎腰駝背）
- □用腦過度
- □沮喪、焦慮、愛抱怨
- □記憶衰退
- □過動症

身體評估

牙周情況

- □牙齦紅腫痛
- □牙垢、牙結石多
- □牙齦萎縮、牙縫變大
- □牙齒動搖

慢性疾病

- □高血壓
- □第二型糖尿病
- □心律不整
- □其他：（__註明__）

顳顎關節症狀

- □夜間磨牙／日間牙齒緊咬
- □張口時，顳顎關節有聲音
- □早晨頭痛／顎骨痠痛
- □牙齒出現碎裂／斷裂
- □骨頭隆起／顎骨骨瘤

附錄3　改善口呼吸、吞嚥、提升免疫力解說

治療不是醫師單方面的診治就可達成，必須您積極也配合，才能解決根本的問題達到最佳效果。

曬太陽

功能：適度的日曬可改善鼻過敏、氣喘，促進鈣質吸收。

方法：保持身體溫暖，嚴禁冰飲、冰品，少吹冷氣，吹冷氣時要加一件外套保持身體暖，天冷時戴口罩。每一小時含溫水，每天日曬搭配快步走或慢跑（含溫水）三十～六十分鐘（早上快步走為佳）

空氣流通、深呼吸

功能：隨時腰桿挺直用鼻子深呼吸，可加強心臟收縮，提升身體含氧量，增加免疫力及身體復原力。尤其做手術性治療前、後二週務必嚴格執行。

方法：增加身體的含氧量、保持生活環境通風、深呼吸、每天口中含溫水、腰挺直用鼻子吸氣

四～六秒，吸到背部和胸部漲起。（意象從地心吸氣，由頭頂吸出去）

用鼻子吐氣四～六秒，按壓肚子將最後一口氣用鼻子吐出。（意象從太陽吐氣，由手掌吐出去）

正確喝水

功能：正確喝水可有效補充水分，若一次喝太多或喝太快，身體會馬上啟動排汗、排尿機制，水不但白喝了，大量水分進入身體造成胃、腎臟負擔，攝取水分以白開水為佳，高濃度的飲料、果汁（精力湯），身體無法吸收外，還造成細胞因水分流失而死亡。

方法：每三十～六十分鐘至少喝一口水，並含著溫水邊咬二十～三十下或含溫水十分鐘，可降低口中酸性，避免蛀牙、牙齒酸蝕，促進唾液分泌，唾液內的富組蛋白加快傷口癒合能力。

飲食

功能：確實咀嚼食物可促進唾液分泌、降低腸胃負擔，減少過敏、增強免疫力。

方法：1. 每口細嚼慢嚥（嚼到變食糜才吞下），咀嚼時請平心靜氣，

吃飯：
不是為了吃飽！
不是為了吃飯！
不是為了吃完！
為了要細嚼慢嚥，
身體可以吸收。

用鼻子慢慢呼吸。

2. 進食中有湯品、水請咬三十下再平心靜氣慢慢吞下。

3. 少吃奶、蛋、麵粉、飲料、零食加工食品，尤其做手術性治療前、後二週盡量不要吃，可有效減輕胃酸分泌過多，造成胃酸逆流的機會。

身體姿勢

目的：訓練在無意識下，閉口、挺腰、收肚臍、鼻呼吸。

功能：改善身體結構，促進健康、增強免疫力及修復力。

方法：

1. 背靠牆，頭部、背部、肩膀、臀部碰到牆，肚臍後方置網球。
2. 嘴唇抿紙片前端〇・五～一公分。紙片尺寸約寬一公分、長五公分。
3. 眼睛直視前方遠處。
4. 配合用鼻子深呼吸。
5. 每天練習半小時（睡前為佳），身體放鬆，可邊看電視。

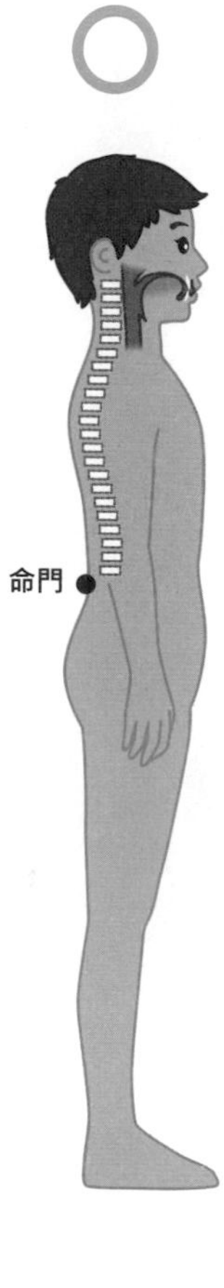

臉部肌肉訓練

功能：練習微笑到兩側大小顴肌上提，呈現標準的微笑曲線，這時候舌頭會頂著上顎，等於同時訓練舌頭回到正確的位置，也可以讓舌骨往上，減輕打鼾或睡眠呼吸中止症的影響。

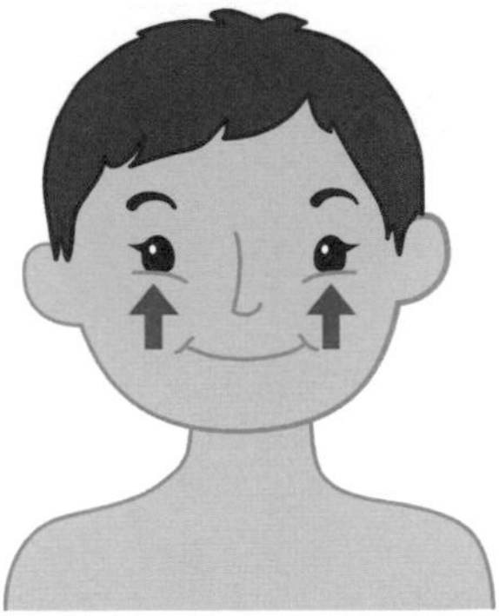

舌功能訓練

功能：舌頭對牙齒及牙弓之骨頭，甚至臉型及臉部肌肉都會造成重大影響。

方法：1. 吞嚥練習：開口上下牙齒分開，將舌頭頂上顎吞口水，一天五十次。

2. 舌頭訓練：

A.彈舌練習每天五~十次，每次三十下。

B.舌頭往前伸出口外上下左右移動。

C.唱歌、發音練習。

D.將口香糖咀嚼柔軟後，用舌頭將口香糖頂到上顎，用舌頭壓平口香糖，一天五十次。（每天選擇其中一項練習即可）

絕對禁止抽菸

抽菸：影響身體血氧量降低百分之四十以上，嚴重缺氧造成癌症的最直接原因，抽菸時會有大量一氧化碳進入肺部，搶著肺泡裡紅血球內的血紅素結合，導致身體需要的氧氣沒有機會進到紅血球，就被吐到身體外面，這種狀況就像是冬天寒冷，消防隊員開著消防車苦口婆心的廣播，門窗不要緊閉，如果通風不良，萬一瓦斯外洩，這時候燃燒產生的一氧化碳會進到人體裡面，造成一氧化碳中毒而死亡，吸菸就像一氧化碳慢性中毒，雖然不會馬上死亡，但身體總是處於功能低下狀態，生活品質自然不佳，接受人工植牙手術時，當然失敗的比例就相對高很多！

高壓氧治療

牙科治療中什麼情況需要：

1. 需進行人工植牙手術者，患有高血壓、糖尿病、抽菸病史或呼吸中止症。
2. 骨頭或軟組織再生的治療。

目地：高壓氧治療最常見於糖尿病人為促進末梢血液循環，而避免截肢或是中風改善腦部退化，不過做高壓氧治療是屬於應急的治療，原則上還是建議病人回歸自然，用上述方法讓身體回歸最佳的狀態，才是讓生活與生命品質提升的長久之計。

附錄4　口呼吸造成健康問題與鼻子呼吸好處

鼻子有溫暖、濕潤與過濾空氣的功能，如果使用嘴巴呼吸，吸入肺部的空氣會太冷、太乾、太髒，不僅導致氧氣在肺泡裡的氣體交換效率低落，且加重鼻過敏，最後進入身體的氧氣量不足，長期就有缺氧的症狀產生，像是容易勞累、兩眼無神、睡不飽等。

長時間用嘴巴呼吸也會讓嘴唇周圍的肌肉鬆弛，舌頭因為要讓空氣進到氣道，位置會習慣擺放在下排牙弓內側位置，不僅加重吞嚥異常，也因為與正常舌頭放置上顎牙弓協助上顎骨橫向擴張的能力消失，導致上顎骨頭狹窄，鼻道更狹窄，嚴重的口呼吸也會導致上顎穹窿往上頂，造成鼻中隔彎曲，也讓上顎骨頭發育不足，造成前牙擁擠或者上顎骨往前往下移動，慢慢導致微笑時容易看到牙齦。

造成口呼吸原因	
顎骨發育不足	幼兒應四～六個月的食物轉換期開始進食副食品，太晚進食副食品，或是現代過度食用精緻食物導致嘴唇、舌頭和吞嚥不協調的口顎肌肉功能障礙。口腔沒有在適當時間練習咀嚼動作，顎骨會太晚橫向擴張，造成顎骨發育不足，鼻骨就會狹窄，鼻子呼吸不順暢，而不得已用口呼吸。
食物過敏原	蛋、牛奶、麵粉、豆類等，慢性過敏原製作的加工食品，容易造成胃腸不適，引發蛀牙鼻子過敏加重，而不得已用口呼吸。
生活環境	生活周遭空氣汙染、空調、潮濕造成鼻子過敏、而不得已用口呼吸。

口呼吸造成不良問題	
吞嚥異常	嘴巴習慣打開，嘴色周圍肌力不足，容易造成吞嚥異常。
口腔疾病	容易造成蛀牙、牙齦紅腫、齒列不整。
容易感冒	空氣中的細菌直接進入肺部，容易引發肺部疾病或感染上呼道，導致扁桃腺發炎。
胃腸漲氣	空氣直接進入胃，容易造成腸胃漲氣不適。
睡覺打鼾	嘴巴習慣打開，導致睡覺時下巴、舌頭後移，氣道變窄而容易打鼾。
更多問題	血氧量降低，磨牙、踢被子，甚致尿床、異位性皮膚炎。

如何改善鼻過敏、鼻道狹窄？

少吹冷氣	冷氣房進出，忽冷忽熱，身體調節不及，冷風會倒回到鼻腔後部，加重鼻子過敏。
少吃冰品	隨時保持身體溫暖。
注意飲食	蛋、牛奶、麵粉、豆類等，製作加工食品慢性過敏原。
練鼻呼吸	平常閉嘴用鼻呼吸，可以口中含溫開水練習鼻呼吸和溫暖鼻腔。
身體姿勢	注意身體姿勢，不要彎腰駝背。

附錄5　骨質疏鬆與齒列矯正的關係

矯正過程中皮質骨太硬，海綿骨質不足，骨再生不足，造成矯正困難，因為骨再生不足，矯正結束後，牙齒容易移位，因沒有再生骨頭穩固牙齒，長期來說容易造成門牙深，骨質疏鬆也會造成彎腰駝背，而彎腰駝背容易造成矯正後深咬位移。

造成骨質疏鬆的原因	
糖分	攝取糖類後代謝時會產生乳酸、丙酮酸，使血液中酸度上升，這時身體為了酸鹼平衡，產生鈉、鈣、鎂中和酸性，使骨骼缺鈣而出現骨質疏鬆症。 例：含糖飲料、甜食中添加過多的糖分。
咖啡因	咖啡因會阻斷鈣質吸收，使骨骼缺鈣而出現骨質疏鬆症。 例：茶、咖啡、可樂等
菸	香菸是酸性，血液中酸度上升，骨骼釋放到血液中的鈣增多，使骨骼缺鈣而出現骨質疏鬆症。
日曬不足	陽光主要製造維生素D的來源，而維生素D是骨骼代謝成長重要維生素。
蛋白質	偏愛吃肉，不吃青菜者，蛋白質攝取過多，血液中酸度上升，骨骼釋放到血液中的鈣增多，使骨骼缺鈣而出現骨質疏鬆症。

如何改善骨質疏鬆？	
鈣質	多補充綠色蔬菜（例：芥藍菜、綠花椰菜、九層塔等），牛奶不建議，過敏、易造成胃不適。
膠質	多補充含膠質食物（例：大骨湯、魚湯、雞爪、豬腳、白木耳、石花凍、海參等）
陽光	晒足夠的陽光，陽光主要製造維生素D的來源。
運動	選擇簡單運動，促進心肺功能、促進鈣質吸收、恢復脊椎健康、提高身體溫度。 （例：慢跑（缺氧不建議）與快步走）

後記

人的一生從呱呱落地到末了的最後一口氣，似乎一輩子就是為了呼吸而活，我期望透過本書讓各位讀者理解與生命息息相關的上呼吸道發育的過程，以及不良習慣或過度保護造成不正常發育的結果。

我何其有幸，雖因小時候上呼吸道功能不足，造成發育與學習的問題，卻還有機會在上下顎骨發育高峰期的國中前期，讓上呼吸道的生長趕回正常的發育與適當的功用。加上老師與爸爸、媽媽的管教與疼愛，經過近二十年的臨床工作與細心體會，留下本書的觀點。我很希望各位親愛的讀者不要像我一樣走過艱辛的學習過程，盡早避開不良的飲食與生活習慣。特別是現今社會的步調更加快速，飲食不僅過度西化，也更加速食化，除了快也要簡單，大量加工食品與過度的糖分，讓我更加憂慮下一代的孩子，是不是還有機會跟我一樣在適當的年齡反敗為勝？

很期盼大家在觀看本書之餘，除了關心自己，也能多關心社會與國家，很期盼大家都能從自己開始，從小處做起，守好自己的本分，一步一腳印，做該做的，享受自己可以享受的。當然，也希望為人父母者跟我一樣，了解到「愛之適足以害之」，過度的保護會讓孩子誤解這個世界，等到孩子真正進入社會會不知所措、會不相信這個社會，他心中不愉快的原因怕是一輩子都找不出來。也許，我們愛孩子就是讓他盡量用生命感受，而不要家長的不當呵護。

牙科的疾病會導致腸胃差、鼻過敏、齒列不整、打鼾與睡眠呼吸中止等各種問題。不過，這只是起頭，畢竟上呼吸道是人最關鍵的通道，人從中年到老化，其實就是上呼吸道的弱化，不管是骨質疏鬆、體態老化，或是身體功能不佳，上呼吸道愈弱，人就愈不健康。本書提到的各種症狀雖然是飲食習慣的結果，其實也等於人下半輩子可能產生其他疾病的原因。

我長期投入臨床診療與義診活動，深知口腔疾病對人影響深刻，參酌眾多臨床資料後寫下本書，為這個社會與這個國家盡一份「志為人醫」的心力。很感激各位讀者，希望善知識可以在時報文化出版社的協助下，廣為流傳，感恩！

趙哲暘

CARE 系列 022

顧好牙齒，讓孩子不生病：從小練好咀嚼，鼻子挺、臉型美、腸胃好、過敏OUT

作　　者—趙哲暘
主　　編—邱憶伶
責任編輯—麥淑儀
責任企劃—吳宜臻
美術設計—果實文化設計工作室
董 事 長—趙政岷
總 經 理
總 編 輯—李采洪
出 版 者—時報文化出版企業股份有限公司
一〇八〇三臺北市和平西路三段二四〇號三樓
發行專線／（〇二）二三〇六—六八四二
讀者服務專線／〇八〇〇—二三一—七〇五・（〇二）二三〇四—七一〇三
讀者服務傳真／（〇二）二三〇四—六八五八
郵撥／一九三四—四七二四時報文化出版公司
信箱／臺北郵政七九～九九信箱
時報悅讀網—www.readingtimes.com.tw
電子郵件信箱—newstudy@readingtimes.com.tw
時報出版愛讀者粉絲團—http://www.facebook.com/readingtimes.2
法律顧問—理律法律事務所　陳長文律師、李念祖律師
印　　刷—華展彩色印刷股份有限公司
初版一刷—二〇一四年七月十八日
初版二刷—二〇一七年五月十六日
定　　價—新臺幣三二〇元

時報文化出版公司成立於一九七五年，
並於一九九九年股票上櫃公開發行，於二〇〇八年脫離中時集團非屬旺中，
以「尊重智慧與創意的文化事業」為信念。

國家圖書館出版品預行編目 (CIP) 資料

顧好牙齒讓孩子不生病：從小練好咀嚼，鼻子挺、臉型美、腸胃好、過敏 OUT / 趙哲暘著. -- 初版. -- 臺北市：時報文化, 2014.07
面；　公分. -- (CARE 系列；22)
ISBN 978-957-13-6016-4(平裝)

1. 兒童牙科 2. 牙齒 3. 保健常識

416.991　　103012475

Printed in Taiwan